Psychiatrie et interdisciplinarité

Pierre Marchais

Psychiatrie et interdisciplinarité

Avec la participation d'Alain Cardon

L'Harmattan

5-7, rue de l'Ecole-Polytechnique, 75005 Paris

http://www.editions-harmattan.fr

ISBN : 978-2-343-12235-9
EAN : 9782343122359

Avant-propos

La psychiatrie concerne non seulement le trouble mental et sa signification profonde, mais aussi ses liens avec le milieu environnant et les référentiels adoptés. Il s'ensuit qu'une révolution technique aussi importante que l'informatique ne pouvait que retentir sur les référentiels du clinicien et sur la connaissance en cette discipline.

Alors que la psychiatrie classique s'était fondée sur une mosaïque de symptômes, de syndromes et d'entités, le numérique visant une perspective constructiviste incite la clinique à s'appuyer sur les flux, les fonctions et les processus qui composent les troubles mentaux.

Cette nouvelle orientation implique une ouverture sur la structuration des dynamiques de pensée, lesquelles permettent aussi la production de connaissances en d'autres disciplines. L'intérêt d'une interdisciplinarité en résulte.

*

* *

Une rapide esquisse de l'évolution de la psychiatrie rappelle déjà qu'elle dépend des changements successifs de perspective.

De multiples courants de connaissance ont ainsi jalonné l'histoire de cette discipline. Après avoir été assimilé au mythe de la « Folie », le trouble mental a été conçu dans une perspective médicale éminemment descriptive différenciant des maladies mentales. Très tôt, les liens avec les autres disciplines ont été évoqués, ouvrant ainsi la voie à une pluridisciplinarité ultérieure.

Des remaniements de plus en plus profonds et élargis de ses modes d'approche se sont ainsi manifestés. Leur visée a été d'abord psychologique, puis psychanalytique, biophysique et biochimique, avant de s'investir en des champs philosophiques, sociologiques et technologiques. Enfin, l'étude du trouble mental s'est orientée vers les neurosciences.

Ces perspectives changeantes, apparues notamment lors de nouveaux événements sociétaux, se sont superposées. De nos jours, la perspective et les référentiels retenus varient selon le choix des cliniciens. Diverses facettes du trouble ont été ainsi éclairées. Malheureusement, la diversité des approches a aussi conduit à des diagnostics différents selon les Écoles. De ce fait, elle a limité les recherches communes des observateurs.

*

* *

Le recours à l'informatique a cherché à éviter cet inconvénient en adaptant la clinique à cette technique par l'intermédiaire de critères. Un certain consensus a pu être ainsi obtenu, même si l'ensemble des données enregistrées et objectivables ne peut reconstituer le vécu dans sa totalité. Cette application n'est toutefois pas la seule possible. Une autre orientation fort différente s'adresse aux invariants fonctionnels sous-jacents qui permettent de spécifier ce même trouble.

L'approche critériologique cherche à résoudre les différences d'Écoles en adoptant une attitude diagnostique pragmatique se voulant « a-théorique » (lignée des « DSM ») (1). Fondée sur plusieurs axes de connaissance et sur des items positifs et négatifs, elle tente de réunifier les possibilités diagnostiques en développant une meilleure fidélité inter-juges. Elle a ainsi réussi à rallier nombre d'Écoles et a fini par s'imposer. Cependant, de nouveaux inconvénients ont surgi, suscitant d'autres objections. En effet, cette conception se heurte à la complexité des troubles dont les composants apparents ne peuvent se réduire à des unités symboliques. Par là, elle ne peut affiner la sémiologie et contribue à biaiser et à figer quelque peu le champ mouvant des représentations en psychiatrie.

La seconde est une *approche interdisciplinaire*. Elle essaie de recentrer la psychiatrie au sein des diverses disciplines en cherchant des invariants et les fonctions constitutives destinés à mieux assurer les composants significatifs du trouble, notamment ceux qui sont automatisés dans le vécu du sujet. Cette nouvelle approche vise à dépasser non seulement les différences diagnostiques précédentes, mais aussi les nouveaux obstacles liés à la critériologie. Elle demeure pour sa part théorico-clinique, mais recourt à de nouveaux outils de pensée rigoureux d'inspiration logico-mathématique plus adaptés à ses objectifs. Elle peut ainsi agir plus en profondeur et montrer les ponts et les liens qui se manifestent avec d'autres disciplines. Ceci est lié aux propriétés invariantes communes, elles-mêmes étant issues de circuits énergétiques originels et pouvant par là même enrichir la connaissance en psychiatrie.

*

* *

Les nouvelles conditions d'observation en milieu hospitalier ouvert [1] nous ont d'ailleurs conduit, par leur retentissement sur le trouble, à développer cette approche interdisciplinaire.

En effet, la *clinique* nous a montré, lors de notre passage d'institutions hospitalières fermées à un service libre d'hôpital général, l'existence de différences notables entre

[1] Notre expérience personnelle est liée à la création en 1951 avec le Dr Maurice Bachet d'un des tout premiers services libres entièrement ouvert de psychiatrie en hôpital général (Centre Médico-Chirurgical Foch de Suresnes).

les données observables. Les troubles nous sont ainsi apparus beaucoup plus mouvants, et même susceptibles de transformations (32, 44). Dès lors, ils nous ont incité à rechercher leurs invariants, et à passer de la conception classique relativement figée des maladies mentales à une visée beaucoup plus dynamique de processus psychopathologiques plus malléables et de combinaisons de flux et de réseaux énergétiques (23, 24, 31, 37).

Une *méthodologie* plus adaptée et plus assurée s'est alors avérée nécessaire. Devant les changements cliniques observés, nous avons été incité à préciser les dynamiques internes des troubles. L'élaboration d'une méthode dénommée systémale, fondée sur un mode de pensée ensembliste, puis ultérieurement catégorique et informatique constructiviste, nous a permis de mieux préciser la structuration, les mouvances, et les transformations des troubles.

Une *visée épistémologique* nous a aussi montré que les connaissances classiques et néoclassiques en psychiatrie n'étaient que des facettes particulières d'une approche pouvant être beaucoup plus générale embrassant diverses disciplines, révélant notamment leurs propriétés communes.

*

* *

Cette ***approche interdisciplinaire*** reste cependant à préciser. Elle se heurte aux frontières apparentes des diverses disciplines et doit les subsumer. Un moyen simple permet déjà de la représenter. Il consiste à concevoir la psychiatrie comme un champ d'étude localisé au sein d'un réseau complexe de connaissances dynamiques concernant différentes disciplines. Elle reste ainsi tributaire des liens qui peuvent s'établir avec ces dernières. Toutefois, devant l'ampleur de ce champ, celui-ci est à limiter dans un premier temps aux liens éventuels de la psychiatrie avec des sciences rigoureuses et des techniques numériques sans prétendre pour autant la réduire à ces seules disciplines. Cette situation peut être schématisée par la figure suivante, laquelle implique un élargissement progressif du champ d'étude psychiatrique (Figure 1).

Néanmoins, cette approche suscite de nombreuses questions. Quelle est sa visée précise ? Peut-elle répondre à la totalité complexe du trouble mental ? Est-elle réductible à une simple approche langagière plus particulière, ou s'avère-t-elle un nouvel abord conceptuel de la pathologie mentale ? Quelle est sa spécificité ? Quels sont les moyens dont elle dispose ? Comment l'appliquer ? Quelle est sa justification ? Quelles en sont les conséquences thérapeutiques ? Quel est son avenir vraisemblable ?

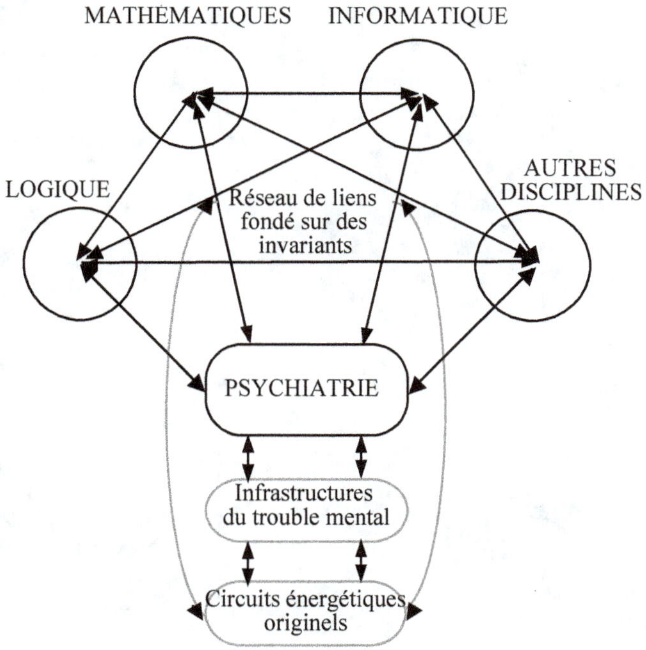

PSYCHIATRIE ET INTERDISCIPLINARITÉ

Figure 1

Autant de questions auxquelles cet ouvrage essaie de répondre en reprenant les données de travaux cliniques, méthodologiques et épistémologiques antérieurs. Ainsi permet-il de préciser l'approche interdisciplinaire, ses rapports avec la psychiatrie, et d'en montrer le caractère original et constructif.

Remerciements

Tenter de renouveler la psychiatrie au sein des sciences contemporaines est une longue entreprise qui implique des ouvertures multiples à d'autres disciplines. À cet effet, une collaboration avec d'autres spécialistes s'est avérée nécessaire.

Certains d'entre eux ont directement participé à nos travaux. Ainsi en a-t-il été des Pr. Axel Randrup de Roskilde (Danemark) (†) en biologie, Jean-Blaise Grize de Neuchâtel (Suisse) (†) en logique, Alain Cardon en informatique, et Olivier Maurice en électromagnétisme.

D'autres spécialistes, comme les Pr. Andrée Ehresmann, René Guitart, et François Nicolas, nous ont initié par leurs exposés mathématiques originaux à la théorie des catégories, sans oublier nos collègues de l'AFSCET [2], du Mamuphi[3], et de l'AEIS[4] qui nous ont apporté des précisions en d'autres disciplines comme la physique, la cosmologie, la philosophie des sciences, la sociologie…

De même, nous remercions nos collègues et amis les Dr. Claude-Jacques Blanc (†) et Jacques Birenbaum qui nous ont soutenu dans cette ligne de recherche, particulièrement le Dr. Paul Houillon qui a accepté de relire ce travail et de nous faire part de remarques enrichissantes, le Dr. Jacques Chazaud qui a facilité l'édition de nos travaux, ainsi que M. L. Gentille de Rome, les Pr. Jorge Costa e Silva de Rio de Janeiro, Hector Perez-Rincon de Mexico et Toshiro

---

[2] Association Française de Science des Systèmes Cybernétiques, Cognitifs et Techniques.

[3] Séminaire « Mamuphi » (mathématique, musique, philosophie) à l'École Normale Supérieure.

[4] Académie Européenne Interdisciplinaire des Sciences.

Fujimoto de Tokyo qui ont effectué ou suscité la traduction de plusieurs de nos ouvrages.

Grâce à leur aide, nous avons pu développer une perspective interdisciplinaire en psychiatrie. Que tous soient assurés de notre profonde reconnaissance.

Introduction

Il est habituel d'aborder la pathologie mentale sur un mode descriptif à partir de la multiplicité des troubles observés et d'en distinguer les aspects spécifiques dominants. C'est toutefois négliger la dynamique complexe du réseau énergétique sous-jacent qui anime le système psychique, et qui conditionne les formes différentes des troubles, leurs mouvances, voire leurs éventuelles transformations (32, 44).

Il s'ensuit la nécessité d'en rechercher les infrastructures et leurs modes d'organisation. Or, ceux-ci témoignent d'une intégration de multiples circuits de connaissance rétroantéroactifs qui contribuent à renverser la perspective d'approche. En effet, cette dernière envisage en priorité une énergétique globale du fonctionnement psychique pour aller vers la multiplicité de ses dysfonctionnements possibles. Afin d'y parvenir, il convient de s'aider des apports essentiels d'autres disciplines aux démarches plus assurées.

Dès lors, évoquer une interdisciplinarité en psychiatrie suppose qu'il existe des propriétés, des lois et des règles communes à différentes disciplines, permettant par là de mieux analyser le trouble mental. Cette question peut certes paraître insolite dans la mesure où l'on fait appel à des disciplines étrangères à la psychiatrie. Cependant, elle se justifie lorsque l'on considère les rapprochements analogiques possibles avec d'autres modes plus rigoureux de connaissance, l'éventuelle cohérence des données qui en résultent, les limites des perspectives psychiatriques utilisées jusqu'à présent, et les énigmes toujours irrésolues en cette discipline.

Préciser cette démarche dans sa nature, sa terminologie, sa stratégie générale, sa méthodologie, ses retentissements sur l'observation et les données obtenues, constitue ainsi l'objectif de ce travail.

La nature de cette démarche est hypothétiquement en rapport avec la dynamique énergétique du psychisme humain et de ses dysfonctionnements. Elle concerne ses modes de distribution, les lois et les règles qui les conditionnent, ainsi que les innombrables formes apparentes des troubles qui en dépendent.

Par là, elle tend directement et indirectement à orienter vers ce qui constitue l'essence des fonctionnements et dysfonctionnements du comportement humain. C'est ainsi permettre de mieux apprécier la nature complexe de la pathologie mentale et d'y apporter les traitements les plus appropriés.

La terminologie utilisée est à préciser d'emblée, afin d'éviter tout malentendu. Faire appel à l'interdisciplinarité n'est pas se contenter d'analogies superficielles éminemment verbales entre disciplines différentes, ce qui n'aurait guère d'intérêt. De même, il convient de la distinguer de la pluridisciplinarité, ces deux orientations étant souvent prises l'une pour l'autre.

De façon générale, une perspective interdisciplinaire vise à traduire les liens et les ponts qui peuvent surgir entre des disciplines différentes, évoquant par là - au delà de leurs frontières apparentes - des démarches communes et des interactions possibles. L'objectif est d'en faire bénéficier les disciplines moins abouties ou plus aléatoires, voire d'étendre en retour le champ des disciplines prises pour référence (43). Elle diffère en cela d'une perspective pluridisciplinaire qui ne fait souvent qu'appliquer directement à un objet d'étude des données acquises en d'autres disciplines par des moyens pouvant être différents.

En psychiatrie, une approche interdisciplinaire s'établit à partir de la clinique en extrayant des invariants fonctionnels qui permettent de voir leurs rapports éventuels avec d'autres disciplines, à la recherche de lois et de règles de pensée communes. L'observateur peut alors s'inspirer des moules de pensée de ces dernières, mais il ne s'agit pas de plaquer directement sur la clinique les données obtenues dans l'un de ces domaines théoriques sans tenir compte de la nature des objets étudiés, comme pourrait être tentée de le faire une pluridisciplinarité.

Certes, les perspectives interdisciplinaires et pluridisciplinaires peuvent se rencontrer, mais elles ne sont pas nécessairement identiques du fait de la diversité de nature de leur terrain d'étude. Un exemple en est la *théorie systémique* qui évoque un état identifié et qui plaque directement les données issues de plusieurs disciplines techniques sur le trouble mental, au risque de biaiser les données de certaines de ses applications. Différente est la *méthode systémale* également fondée sur les systèmes, mais qui recherche une voie d'approche. Celle-ci consiste à extraire de la clinique des invariants fonctionnels et tient également compte non seulement des apports des disciplines de référence, mais aussi de la nature particulière des éléments du vécu psychique (35, 38, 43).

De ce fait, le sens de certaines données peut s'avérer variable d'une perspective à l'autre, comme le montrent les applications de l'informatique, les unes restant en pratique centrées sur les composants apparents des troubles, les autres sur leurs infrastructures et leur organisation.

La stratégie interdisciplinaire consiste ainsi à établir des ponts entre des disciplines différentes malgré les frontières qui les séparent. Elle suppose toutefois les construire sur des fondations solides et non sur des données apparentes analogiques plus fragiles. Autrement dit, il s'agit de recourir à leurs caractéristiques les plus spécifiques, notamment à leur mode de structuration, et aux matériaux les plus assurés. Ceci implique le passage à des analyses logiques comparatives et différentielles pour en déceler des invariants, en se livrant pour cela à des démarches de plus en plus abstraites. Le but visé est d'assurer au maximum les données perçues par leurs propriétés sous-jacentes, et d'éviter des analogies trop superficielles, sans pour autant perdre la richesse des vécus qui ne sauraient se réduire à des identités fallacieuses.

La méthodologie utilisée recourt ainsi à des notions issues de disciplines rigoureuses qui peuvent conduire à des découvertes parfois surprenantes. Une représentation d'un monde virtuel plus général et plus ouvert peut être ainsi envisagée à l'aide d'une méthode - dite systémale - fondée sur des théories empruntant aux systèmes, aux modes de pensée logiques et mathématiques appropriés, ainsi qu'aux nouvelles technologies informatiques en cours de développement.

Toutefois, le recours à ces disciplines ne saurait illusionner leur utilisateur. D'une part, elles ne sont pas les seules à pouvoir être envisagées ; la physique, la chimie, les neurosciences… ont d'ailleurs leurs propres apports incontestables. D'autre part, il ne s'agit pas de vouloir assimiler la psychiatrie à une science formelle risquant de déboucher sur un scientisme critiquable. Ce n'est pas par des identités apparentes et un formalisme que l'on peut espérer mieux connaître la complexité du vécu psychique.

Il s'agit tout au plus d'aborder le trouble mental de façon aussi spécifique et rigoureuse que possible en recourant à des données théoriques réifiables en clinique. À cet effet, il convient notamment de dépister les automatismes sous-jacents et leurs effets émergeants, tout en laissant la part d'incertitude propre au vécu sensible détectable par des démarches plus analogiques.

L'observation est ainsi directement liée aux référentiels qui façonnent les données apparentes. En effet, le trouble existe en soi et par rapport au milieu environnant. Il est ainsi connu et structuré à partir des référentiels de l'observateur. La connaissance doit donc être soumise, d'une part, aux exigences des faits observés qui s'imposent à l'observateur et, d'autre part, à celles des démarches auxquelles ce dernier recourt. Cette interaction importante est à souligner, rejoignant par là d'autres disciplines.

Les apparences du trouble sont les premières à se manifester, tout en restant tributaires de sa nature et de la méthode d'observation. Il en a résulté au cours de l'histoire un grand nombre de courants de connaissance différents. Toutefois, cela n'a pas empêché l'existence d'énigmes persistantes. L'observateur a été ainsi incité à rechercher, derrière les apparences sensibles des troubles, les infrastructures qui permettent de les former. Par là, une nouvelle approche, faisant notamment appel à des démarches issues de disciplines plus rigoureuses, s'est avérée nécessaire.

La description première des faits observés nécessite ainsi la prise en compte des référentiels qui s'adressent aux facteurs composant le trouble (notamment les facteurs cliniques, biologiques, chimiques, physiques, socioculturels), ainsi que leur étiopathogénie et leur évolution. Pour assurer les démarches de l'observateur, cela implique encore de les rendre aussi rigoureuses que possible (d'où l'intérêt des démarches logiques et mathématiques).

C'est de l'interaction du substrat de ces phénomènes pathologiques et des démarches du clinicien que peut surgir une meilleure connaissance du trouble. En outre, certaines techniques - comme l'informatique constructiviste – peuvent, par leur précision et leur rapidité de fonctionnement, aider à mieux connaître les automatismes de pensée dans la structuration du trouble, incitant ainsi à mieux utiliser les démarches de pensée de l'observateur.

Les données obtenues résultent de ce fait d'une orientation nouvelle qui n'hésite pas à faire appel à des notions issues d'autres disciplines. Ainsi évoquerons-nous schématiquement la source énergétique du fonctionnement psychique, la force qui en résulte et qui organise les multiples distributions possibles formant l'architectonique interne du système de pensée, et enfin leurs diverses propriétés. À cet effet, nous les envisagerons notamment à partir de moules de pensée logico-mathématiques (notamment ensemblistes et catégoriques) pour leur rigueur et l'assurance qu'ils donnent, et de techniques contemporaines, telle l'informatique constructiviste, ou encore l'électromagnétisme. Toutefois, il serait tout aussi possible de s'adresser à des données issues d'autres disciplines.

Notons enfin que cette orientation générale permet de retrouver la trilogie fonctionnelle systémale fondée sur la symétrie, l'intégration et l'harmonicité des composants, propriétés habituelles du fonctionnement du système psychique. Les dysfonctionnements observés permettront ainsi de mieux se rendre compte de la nature des troubles, non seulement de leurs diverses manifestations apparentes, mais aussi de leurs infrastructures, de leur organisation, de leurs automatismes, de leurs significations vraisemblables, et de proposer par suite des traitements aussi adaptés que possible.

Plan

Afin de clarifier l'approche interdisciplinaire en psychiatrie, cet ouvrage se divise en trois chapitres résumant ses fonctions les plus caractéristiques et une synthèse qui les intègre.

Ces fonctions sont envisagées à partir des potentialités d'une source énergétique du système psychique, des démarches utilisées, et des mises en forme concomitantes. Cette source permet ainsi le développement de démarches de pensée donnant au praticien la capacité de se donner des référentiels issus de disciplines plus exactes et plus avancées. Ces référentiels permettent enfin de concevoir les troubles mentaux sur un mode beaucoup plus ouvert, dépendant de la source énergétique informationnelle et des moyens préalables. Une triangulation de la connaissance peut être ainsi envisagée (Figure 2).

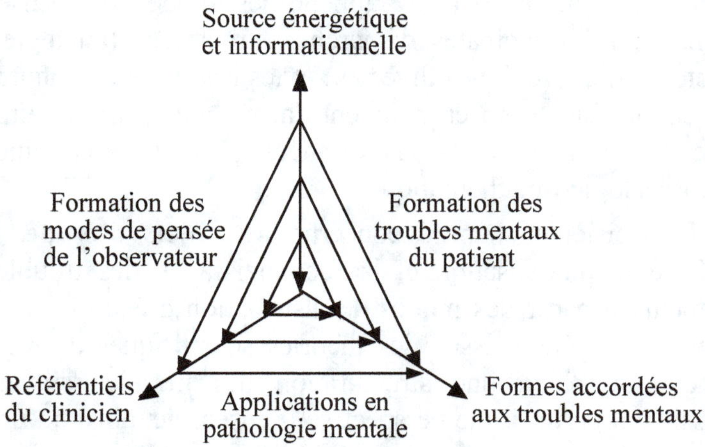

TRIANGULATION DE LA CONNAISSANCE EN PSYCHIATRIE

Figure 2

Le premier chapitre s'appuie ainsi sur une hypothèse : celle d'une **source énergétique et informationnelle** du système psychique considéré comme l'effet d'un champ énergétique propre au système cérébral et à son environnement. La force qui en résulte suscite d'innombrables flux d'informations qui président au fonctionnement psychique, forgeant notamment la spatialité et la temporalité, ainsi que des lois et des règles organisationnelles. Cette force établit ainsi des réseaux ; elle les distribue en niveaux d'organisation, les intègre, dégageant une trans-intégration qui, en franchissant leurs limites et en s'associant à d'autres fonctions, participe aux ouvertures intuitives. Ainsi surgissent de nouvelles convictions et synthèses idéiques qui permettent des modélisations.

Le deuxième chapitre évoque succinctement **les moyens de connaissance** et les modes de pensée acquis par l'expérience lors du développement de l'énergétique psychique. D'une part, il précise des références générales : l'attitude du clinicien, la stratégie de connaissance, la pensée et le langage. D'autre part, il rappelle les modes de pensée utilisés : les principales démarches structurées (analogies, protologiques, logiques diverses) et les briques élémentaires de connaissance qui en résultent, la méthode utilisée, ainsi que les structurations des données propres à certaines théories logico-mathématiques.

Le troisième chapitre concerne **les objets d'étude**. Il précise la modélisation et la reconnaissance des troubles mentaux à partir des modes de distribution d'énergie et de moules de pensée issus des théories scientifiques de référence. Dès lors, une structuration des troubles s'avère possible à partir d'une perspective d'ensemble, ainsi qu'une nosologie et une nosographie fondées sur des propriétés fonctionnelles.

Une **synthèse** intègre les caractères généraux de cette nouvelle approche, son assise énergétique, le renouvellement clinique qu'elle permet d'obtenir, et leurs conséquences. Par-là, elle souligne à l'ère du numérique la spécificité et l'intérêt de cette approche en psychiatrie. Enfin, elle débouche sur une brève **postface** qui schématise la transformation introduite par l'interdisciplinarité en cette discipline.

Chapitre I

LA SOURCE ÉNERGÉTIQUE DU SYSTÈME PSYCHIQUE

L'activité physique et cérébrale, ainsi que les techniques d'enregistrement, témoignent d'une énergie propre à tout homme. Mais qu'en est-il à proprement parler de l'énergie psychique ?

I- L'ÉNERGÉTIQUE PSYCHIQUE

Le psychisme humain peut être considéré comme l'effet d'un « système évolutif à mémoire » ouvert (11) qui comporte d'innombrables facteurs en interactions permanentes : physiques, biologiques, psychiques, sociaux, culturels… Ces facteurs sont animés par une dynamique de vie qui se distribue à tous les niveaux du système. Celle-ci constitue des mises en forme concomitantes et fournit implicitement des informations qui se multiplient au fur et à mesure de son développement. Ce maillage informationnel est ainsi non seulement directement tributaire du système considéré, mais aussi d'autres systèmes avec lesquels ce dernier est en interrelations (Figure 3).

Or, cette énergie ne peut être définie de façon précise et formelle dans le domaine psychique et psychopathologique, comme elle l'est en physique[5]. Elle est incitatrice de composants psychiques et en même temps soumise à des forces extérieures. Elle répond ainsi à un vaste champ potentiel qui

[5] Ici, ce terme évoque une force qui sous-tend les dynamiques psychiques et qui tout en s'inspirant de son sens physique prend ici une valeur plus large mais imprécise. Faute d'un meilleur terme, il entend évoquer un potentiel énergétique individuel source de mouvement et d'information.

va se manifester par une force organisationnelle que l'on retrouvera à tous les niveaux et dans tous les composants du système. Elle va de pair avec l'information, celle-ci n'existant pas sans énergie et cette dernière n'ayant pas de sens sans information.

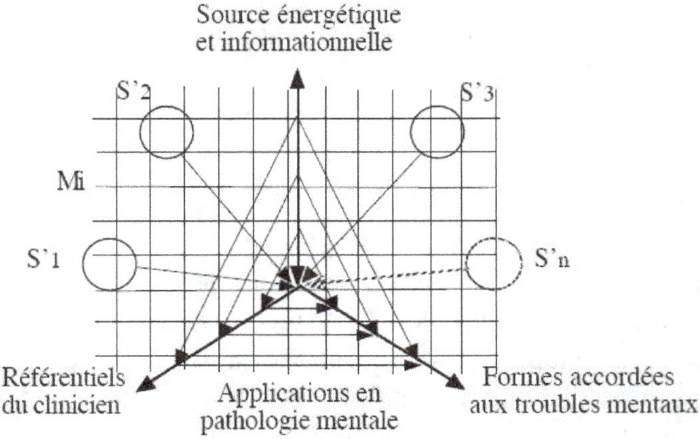

S'1, 2, 3, n = Autres systèmes
Mi = Maillage informationnel

MAILLAGE INFORMATIONNEL

Figure 3

1- L'hypothèse d'un champ énergétique et informationnel

Cette hypothèse peut expliquer l'un des fondements des troubles mentaux, l'énergie informationnelle étant capable de les former selon des orientations et des intensités variables. Cette capacité peut expliquer leur mode de structuration, leur mobilité et leurs transformations, ainsi que les régulations fonctionnelles permettant de les atténuer, voire de les faire disparaître.

Toutefois, le système psychique n'est pas une organisation fermée sur elle-même. Il reste ouvert, incité à recevoir des informations qui viennent de son propre espace et du milieu extérieur éducatif, social, culturel, et même climatique dans lequel il évolue. La force énergétique qui l'anime incite alors à mieux comprendre comment des sujets qui se sentent intuitivement orientés peuvent déployer - sur un mode normal ou pathologique - des idées nouvelles.

Une telle hypothèse concernant le fonctionnement du système psychique consiste donc à considérer la distribution énergétique. Celle-ci se fait selon certaines lois d'organisation générale et selon certaines tendances propres à l'individu, l'ensemble étant aussi activé par des stimulations extérieures tenant au milieu.

Lorsque l'on veut étudier l'architectonique du système psychique et ses éventuels dysfonctionnements, il convient donc de se pencher sur ce potentiel énergétique, sa cinétique, sa force organisatrice, ses propriétés fonctionnelles, et ses lois de fonctionnement. Son déploiement permet aussi d'évoquer des spatio-temporalités différentes qui interviennent dans le vécu du patient, à ses divers niveaux d'organisation, pour ses intégrations multiples et leur trans-intégration. Cette énergie se manifeste ainsi dans les innombrables formations régulatrices partielles et globales, en assurant des symétries qui permettent d'harmoniser les composants et de susciter l'équilibre fonctionnel général du système.

Il en va d'ailleurs de même pour un système artificiel. A. Cardon a ainsi bien montré en informatique constructiviste qu'un méta-organisme, comme une pensée artificielle, se forme et se reconforme sans cesse selon le déploiement d'une force organisationnelle dans toutes les directions possibles, investissant par là l'espace.

L'intérêt d'en proposer un modèle est de souligner les liens qui existent entre une source vivante et ses effets dynamiques créateurs des fonctions constitutives du système psychique (Figure 3). Un tel modèle incite à mieux percevoir les liens susceptibles d'assembler de façon ordonnée leurs organisations respectives. Ainsi devient-il possible de mieux approcher dans certaines limites la complexité d'un système particulièrement difficile à saisir, et à représenter celle de son fonctionnement, des divers aspects et des multiples structurations des troubles mentaux.

a) L'unicité du champ énergétique

L'être humain ne saurait être considéré comme un ensemble de structures autonomes isolées formées au hasard des générations successives. Il en est de même pour son système psychique (Figure 4).

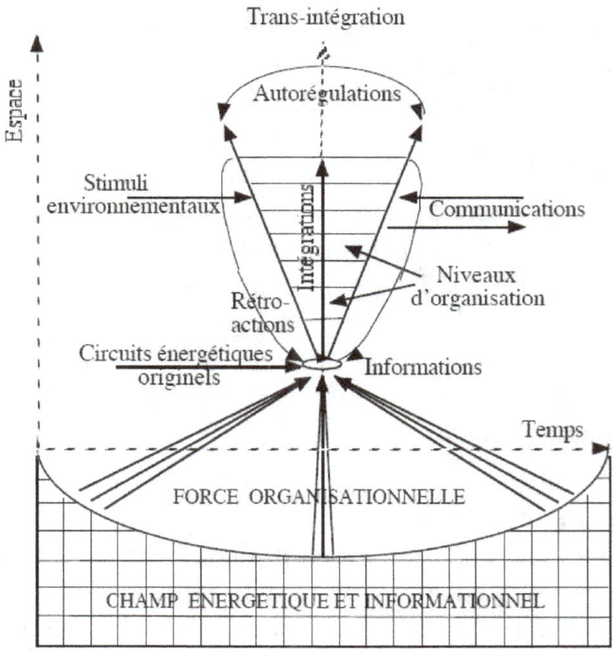

SOURCE ÉNERGÉTIQUE
DU SYSTÈME PSYCHIQUE

Figure 4

Il constitue en fait un système énergétique unitaire hiérarchisé et autorégulé où le psychisme apparaît comme l'effet d'une organisation globale en constant développement et en permanent remaniement selon des propriétés particulières qui spécifient le vivant. Il est l'effet d'une force organisationnelle issue d'un champ énergétique et informationnel.

Son développement va ainsi de pair avec l'information et par suite avec les notions d'espace et de temps qui se manifestent et se différencient, ces dernières servant notamment de référentiels à la formation et à l'évolution des structurations normales et pathologiques.

b) Les obstacles rencontrés

Retenir une telle hypothèse se heurte cependant à des obstacles majeurs, notamment méthodologiques et épistémologiques. En effet, elle peut déjà susciter des objections dans la mesure où elle semble délaisser la clinique descriptive habituelle pour donner plus d'importance à des phénomènes cachés issus du raisonnement qu'à l'apparence objectivable des troubles.

En outre, elle recourt à une terminologie s'inspirant des propriétés du phénomène physique d'énergie sans lui être évidemment totalement identique.

D'ailleurs, elle ne relève pas de certitudes émanant d'un raisonnement logique fondé sur des identités, ces dernières n'étant le plus souvent en clinique que des analogies fortes et mobiles. Elle emprunte non seulement des propriétés réifiables en clinique et en informatique, mais recourt aussi à des analogies anticipatoires et à des inductions qui relèvent davantage de l'intuition. Dès lors, comment admettre l'hypothèse d'une telle énergie psychique ?

c) Les rencontres analogiques

Une perspective interdisciplinaire permet d'amorcer des réflexions épistémologiques, mais son efficacité réelle suppose aussi l'existence de propriétés communes sous-jacentes à différentes disciplines qui se fondent vraisemblablement sur une même énergie.

Rappelons qu'après une conception mythique, cette énergie a été définie par la physique sur un mode formel. La psychiatrie doit en tenir compte, mais est-ce pour autant qu'elle ait à réduire obligatoirement le potentiel psychique à cette seule conception physique et à l'équation qui la définit ? La pensée humaine dépend-elle de cette seule approche physique ou garde-t-elle malgré tout une nature plus complexe qui autorise le recours à d'autres interrogations ?

En ce sens, une approche interdisciplinaire incite à envisager les rapports des données cliniques avec d'autres disciplines qu'il s'agisse de données logiques, mathématiques, informatiques, artistiques, ou autres. Or, une orientation interdisciplinaire en psychiatrie peut s'établir à partir de convergences analogiques parfois surprenantes. Revenons sur quelques expériences vécues personnelles qui, apparemment, semblent en témoigner par leurs rapprochements analogiques.

L'une de ces premières rencontres s'est manifestée lors de la lecture d'un ouvrage concernant la méthode en peinture, ouvrage écrit par le peintre chinois Shitao (XVIIe - XVIIIe siècles) (59). En effet, chacun de ses chapitres évoquant les étapes successives de la démarche picturale répondait analogiquement à chacun de nos ouvrages relatant nos propres recherches méthodologiques en clinique psychiatrique (dynamisation des concepts initiaux, niveaux d'organisation, intégration, communication, aurorégulation…) (24-25, 32-35). Cette rencontre ne pouvait évidemment que retenir notre attention, puisqu'elle concernait un travail conceptuel logique d'un peintre chinois ayant vécu trois siècles auparavant et celui d'un psychiatre occidental du XXe s'appuyant sur une organisation conceptuelle logico-mathématique récente.

Elle devait être peu après renforcée par la rencontre d'un exposé du mathématicien R. Guitart sur la logique spéculaire avec nos propres démarches visant à extraire les dynamiques fonctionnelles sous-jacentes des troubles mentaux à l'aide de la méthode systémale fondée sur la théorie des ensembles. Selon les propres déclarations de ce chercheur, nos perspectives respectives présentaient des similitudes, mais avec un langage naturellement différent (l'un mathématique, l'autre clinique).

Ce rapprochement avec les démarches logico-mathématiques se confirma ultérieurement par l'utilisation possible de la théorie des catégories dans l'étude de certains troubles mentaux (40). En effet, un exposé du Pr. A. Ehresmann sur la théorie mathématique des catégories nous apparut, subitement, pouvoir éclairer les différences de nature entre l'angoisse et l'anxiété. Afin d'éviter toute erreur d'interprétation, notre hypothèse fut soumise à cette mathématicienne qui, non seulement l'approuva, mais nous invita à la présenter à un colloque international de mathématique qu'elle organisait peu de temps après[6].

Ce type de rencontre analogique se fit encore sur un mode sensible avec une discipline artistique. En effet, une exposition d'œuvres abstraites du sculpteur et poète J. Campa, nous suggéra fortement des liens avec le modèle d'architectonique psychique issue de la clinique psychiatrique, à l'aide d'une analyse systémale. Cette interprétation reprise pour un exposé sur la création artistique rencontra une totale approbation de ce sculpteur qui nous affirma

---

[6] Colloque de mathématiques, "Charles Ehresmann : 100 ans", Amiens, 7-9/10/2005. *Cahiers de topologie et géométrie différentielles, 3e trimestre 2005.*

retrouver dans cette analyse ce qu'il vivait en se livrant à ses créations, mais qu'il ne parvenait pas à traduire verbalement[7].

Cette prise de conscience devait être également confirmée par les recherches informatiques constructivistes d'A. Cardon visant un système de pensée artificielle. Les modélisations de ce chercheur montrèrent les similitudes apparentes avec nos propres modèles qualitatifs antérieurs, issus de la clinique psychiatrique à l'aide d'un recours à la théorie des ensembles. Il s'ensuivit dès lors une collaboration étroite avec cet informaticien qui nous permit de réaliser un ouvrage sur cette rencontre (« Troubles mentaux et interprétations informatiques") (46), ainsi que la poursuite de travaux concernant les automatismes de pensée. Le jeu complexe des activateurs, régulateurs et bifurcations énergétiques (45-46), permettait d'expliquer à la fois la stabilité et les transformations des formes psychiques obtenues ; celles-ci firent aussi surgir chez ce chercheur l'hypothèse d'une force énergétique sous-jacente.

Par ailleurs, des rencontres interdisciplinaires se manifestaient parallèlement sous la forme d'un séminaire à l'École normale supérieure de Paris, désigné par le terme « Mamuphi » (mathématiques, musique, philosophie) et organisé par Charles Alunni et François Nicolas.

Bref, toutes ces expériences apparaissaient donc suffisamment significatives pour pouvoir évoquer des propriétés communes à ces diverses disciplines, et renforcer l'hypothèse d'une force énergétique sous-jacente pouvant se distribuer à divers champs d'étude. D'ailleurs, ceci ne saurait surprendre dans la mesure où les multiples disciplines évoquées sont toutes issues du fonctionnement du cerveau humain.

---

[7] Jean Campa par G. Xuriguera. FVW édit. Paris, 2003.

Quoi qu'il en soit, sous des perspectives variées et des termes différents, une source énergétique semble ainsi animer le système psychique, comme d'autres concepts émis en des perspectives différentes paraissent analogiquement le rappeler. Ainsi en est-il du « principe de vie et de pensée qui anime (le) corps », désigné par le terme « âme » (Le Petit Larousse), ou de façon réductrice « d'agent » en informatique[8]. Il en est de même pour le « noyau fonctionnel de référence » qui évoque un potentiel énergétique dans la méthode systémale (P. Marchais) (41) ; du « noyau archétypal » dans la théorie mathématique des catégories pour un système évolutif à mémoire (A. Ehresmann et J.-P. Vanbremeersch) (11) ; de la « force énergétique organisationnelle » pour un système de pensée artificielle (A. Cardon) (7). Cette dernière expression sera retenue pour aider aux comparaisons cliniques avec les travaux de cet auteur.

Autant de termes et d'expressions qui entendent ainsi traduire au travers de perspectives, de situations, et de théories différentes, un champ distribuant une force énergétique dans le corps et le système psychique à tous leurs niveaux d'organisation.

Cette source énergétique reste ainsi la force motrice du psychisme de l'individu. Il convient donc de la préciser avant d'envisager la propriété organisationnelle qui en dépend, ses innombrables effets possibles, ses répartitions, ainsi que ses altérations se traduisant par des troubles mentaux.

---

[8] Un agent (en informatique) présente ainsi deux propriétés essentielles. Il est, par définition, une entité agissante, donc *en mouvement*. En outre, il reçoit des informations par l'intermédiaire d'un certain nombre de capteurs ; autrement dit, il possède l'équivalent de *sensations* qui lui procurent des *connaissances* sur le monde (d'après J-G. Ganascia, « La querelle de l'âme des machines » in *Bulletin AEIS*, n°207, 2016).

2- Traits cliniques du champ énergétique

Ils peuvent être appréciés à partir des composants naturels de ce champ, de l'orientation des forces engendrées, et des liens avec le trouble mental.

a) Composants naturels

Cette source demeure directement liée aux forces créatives de l'être, et trouve ses composants naturels somatiques dans des échanges biochimiques, bioélectriques, électromagnétiques... Par là, elle comporte diverses facettes et interprétations possibles. Ceci n'est pas sans faire évoquer l'évolution du sens donné au trouble mental depuis les origines de la psychiatrie.

En allant d'interprétations mythiques vers des interprétations somatiques, psychologiques, biochimiques, biophysiques… l'observateur s'enfonce de plus en plus dans la nature profonde du champ énergétique, mais à divers niveaux avec des échelles spatio-temporelles différentes.

b) Plasticité du champ énergétique

Le champ énergétique psychique n'est pas figé. Il n'est qu'incitateur et se module selon les variations des forces qui l'animent et les interprétations qu'on lui accorde.

Les forces d'organisation qu'il suscite vont ***modeler le champ du système psychique*** en l'incitant à des actions et des formes éminemment variables. Les dynamiques psychiques qui en émanent vont être ainsi dotées d'une souplesse, d'une plasticité, d'une capacité d'adaptation, et d'une échelle de choix et d'intentionnalité fort vaste (Lambert D. et Resözhazy R.) (20). Par suite, elles confèrent au psychisme une éventuelle possibilité créatrice.

Leur action va former et véhiculer des informations, conférant une incitation au « vivant » et permettant d'appréhender certaines relations. Des liens automatisés vont ainsi se créer entre les organismes individuels et des espèces vivantes différentes.

Outre la pensée qui forge des idées et des représentations, cette force induit aussi le système du langage. Celui-ci doit toutefois en être distingué. Par des gestes, des mots, des phrases, des figures, il s'avère coactif avec elle, servant à la traduire, puis à la développer et à la modeler.

Pour être agissants en permanence, ce champ et les forces qui en émanent doivent enfin pouvoir se ressourcer sans fin sur eux-mêmes et posséder en eux une capacité d'intégration et d'organisation innée. Là peuvent encore s'engouffrer des conceptions susceptibles de faire appel à des représentations transcendantes ou métaphoriques.

c) Liens avec le trouble mental

Le champ énergétique ne concerne évidemment pas le seul individu. Il s'étend aussi à son environnement et à ses divers composants. Le champ individuel n'est ainsi qu'une partie appartenant à (ou incluse dans) un champ beaucoup plus vaste concernant tous les individus et leur propre milieu, leurs créations personnelles et culturelles, ainsi que les nombreux facteurs constituant le milieu environnant. Par là, ce champ est appelé à se modifier sans cesse.

- ***Les liens internes*** surgissent dans une perspective biopsychique avec le soubassement neurologique et cérébral de l'individu comme le montrent les atteintes neuropsychiques, qu'elles soient traumatiques, infectieuses, toxiques, tumorales, ou autres. Une perte ou un surcroît énergétique peut se manifester à ces occasions de façon plus ou moins intense et durable, altérant le fonctionnement de niveaux cérébraux variés.

Les exemples sont nombreux comme en témoignent les liens avec les soubassements somatiques (tels les comas traumatiques, la moria de patients atteints de tumeurs préfrontales...), les manifestations neuropsychiques (telles les variations d'activité motrice et psychique des processus d'excitation et de dépression), l'état apparent de « mort vivant » dans certaines catatonies, etc.

De même, les études de neurosciences montrent bien l'existence de liens directs entre certaines activités psychiques et le fonctionnement prédominant de certaines zones cérébrales (S. Dehaene) (9). Chaque niveau d'organisation psychique s'avère en lien avec les structures neurologiques sous-jacentes. L'hypothèse de systèmes complexes évolutifs à mémoire, appliquée au passage des influx neuronaux cérébraux aux flux psychiques évoqués par A. Ehresmann et J.-P. Vanbremeersch dans une perspective mathématique catégorielle, va aussi en ce sens (11).

- Les liens avec l'environnement concernent aussi tous les individus et les actions directes ou indirectes que ces derniers peuvent exercer sur le patient, et tout système environnant, qu'il soit climatique, physique, technique, social, culturel... susceptible d'intervenir dans la survenue ou l'évolution du trouble.

Il s'ensuit que l'observateur doit tenir compte de toutes ces interrelations possibles et concevoir le trouble comme une résultante de tout un ensemble énergétique potentiel et en mouvement.

Ainsi semble-t-il indiqué de concevoir le trouble mental à partir des dynamiques qui le font surgir et qui l'entretiennent, plutôt que de l'envisager à partir de seules formes apparentes plus ou moins figées. Il en résulte un renversement souhaitable de perspective, sans infirmer bien entendu pour autant l'intérêt de l'approche clinique habituelle avec ses symptômes, syndromes et entités, ou ses critères apparents.

- ***Un caractère mythique*** peut aussi se manifester dans la mesure où la nature de ce champ énergétique n'est pas pleinement définie. Certes, on peut envisager ce champ à partir de lois physiques fondamentales, et nous avons vu que pour approfondir la connaissance il fallait s'abstraire de plus en plus des données cliniques pour faire surgir les propriétés essentielles constituant le trouble mental. Cependant, dans cette perspective, il est un moment où l'on doit quitter les aspects purement cliniques du trouble pour considérer leur domaine biologique sous-jacent. Dès lors, ceci renvoie l'observateur à des considérations multiples où des informations issues de théories interviennent à un moment donné. C'est alors rejoindre des niveaux de connaissance de plus en plus abstraits de la pensée humaine. Et comme ceux-ci ne sont pas a priori toujours nécessairement congruents avec la réalité (étant avant tout virtuels), il ne faut pas s'étonner que certains observateurs aient pu aussi faire appel ou retourner à des considérations d'ordre mythique. Ceci revient en quelque sorte à former une boucle ouverte de pensée mythique supplantée par des considérations scientifiques, ce qui rejoint l'idée de G. Bachelard selon laquelle la magie serait à la source de la pensée scientifique.

Cette dernière est d'ailleurs nécessaire pour ne pas sombrer dans des conduites d'ordre magique comme cela fut patent en psychiatrie devant des phénomènes mal compris (conduites dont cette discipline ne fut pas avare à certaines périodes de son histoire), tels : la nature mythique originelle du trouble, le magnétisme mesmérien, le recours aveugle et systématisé à des conduites thérapeutiques incertaines, les moyens thérapeutiques hypnotiques inadaptés, etc.

3- Le renversement de perspective

Aborder la pathologie mentale à partir de ses sources énergétiques revient à renverser la perspective d'approche habituelle sans nécessairement la délaisser. Il ne s'agit plus d'aborder directement le trouble mental à partir de ses seules apparences, mais de le considérer selon ses fonctions sous-jacentes, ses infrastructures qu'il convient alors d'extraire.

a) D'un point de vue théorique

L'objectif de la psychiatrie reste évidemment toujours le même. Il s'agit de prévenir, dépister, analyser et traiter les troubles mentaux, afin de soulager le patient. À cet effet, nous avons déjà signalé que les diverses Écoles avaient eu recours à des hypothèses, des attitudes et des outils différents. Cette diversité d'approche avait eu pour effet d'aboutir à des données différentes et parfois même contraires, voire contradictoires.

Le recours à l'attitude éminemment pragmatique d'inspiration informatique des DSM, avec ses axes et ses items positifs et négatifs, a visé à dépasser ces oppositions et à établir une meilleure fidélité inter-juges. Malheureusement, cette attitude apparemment justifiée ne tient pas compte de la complexité des items qui ne sauraient être réduits à des identités symboliques. Il s'ensuit que cette attitude ne satisfait pas à une prise en compte suffisante d'une sémiologie indispensable.

Ainsi cette tentative qui veut écarter toute théorie montre que les résultats ne sont pas toujours à la hauteur des espérances souhaitées, faute d'une sémantique suffisante des phénomènes retenus. Il s'ensuit une révision continue des items et de leurs regroupements, d'où la lignée de nombreux DSM (nous en sommes déjà au cinquième, et l'un de ses fondateurs en imaginait même dès le début plus d'une dizaine). Il n'y a d'ailleurs pas de raison majeure pour que ces révisions s'arrêtent, sinon celle de voir surgir une difficulté pratique issue de la multiplicité des référentiels pour atteindre l'objectif initial de fidélité inter-juges.

Il convient donc d'en venir à une attitude qui privilégie l'accès aux infrastructures des troubles, quitte à revenir à une perspective théorico-clinique, mais dont les risques seront limités par des démarches aussi rigoureuses que possible, en faisant appel à une cohérence interne et une congruence suffisante avec les réalités observées. A ce titre, le recours à des démarches logico-mathématiques s'avère justifié pour extraire tout au moins les aspects automatisés des troubles, même s'il n'en traduit pas toute la nature. Cette attitude permet en outre de rejoindre les démarches technologiques contemporaines, pouvant ainsi bénéficier de leurs apports.

b) D'un point de vue clinique

L'attitude traditionnelle en psychiatrie est de collecter les phénomènes apparents pour en retenir les causes, les symptômes, individualiser les syndromes, les entités, et leur appliquer des traitements plus ou moins codifiés.

Le renversement de perspective proposé ici ne consiste donc pas à oublier ou à refuser les acquis précédents concernant les troubles mentaux. Il vise à rechercher avant tout les propriétés invariantes de ces derniers par des analyses comparatives et différentielles, à les organiser selon des moules de pensée logiques et mathématiques (théorie ensembliste, théorie des catégories, par exemple), afin de les traiter si possible à partir de leurs soubassements dynamiques et non plus à partir de leurs constructions apparentes plus ou moins figées.

c) L'objectif poursuivi

Cette nouvelle perspective vise ainsi à enrichir la clinique des troubles mentaux.

Dans l'immédiat elle permet, d'une part, de mieux connaître leurs infrastructures, et, d'autre part, de mieux assurer le diagnostic, avec pour conséquence une application mieux ciblée des différents traitements possibles.

L'objectif lointain est de pouvoir bénéficier autant que possible des données liées aux progrès des autres disciplines, notamment aux nouvelles technologies, telles l'informatique constructiviste, la robotique, dont le développement est remarquable par leur puissance et leur rapidité d'action, sans verser nécessairement dans leurs excès dommageables.

En somme, il ne s'agit plus, comme en psychiatrie classique ou critériologique, de partir des troubles apparents différents pour élaborer une collection de formes psychiques pathologiques. À l'inverse, il convient de recourir à une approche globale dynamique du système psychique fondée analogiquement sur une énergétique théorique qui permet, par sa distribution face aux forces du milieu, de reconstituer les infrastructures des différents troubles apparents.

II- LA FORCE ÉNERGÉTIQUE ORGANISATIONNELLE (7, 48, 49)

Le champ énergétique originel et les multiples formes émergentes qui en résultent, leurs différences et leurs régulations incitent à envisager l'existence d'une force organisationnelle et informationnelle. Celle-ci fait ainsi surgir les formes normales et pathologiques, et oriente leur structuration de façon variable ; elle est concomitamment liée au développement neurophysiologique cérébral.

Bien qu'étant hypothétique, cette force s'avère vraisemblable, restant intimement liée au développement du champ énergétique, à ses distributions, et aux forces environnementales. C'est elle qui va procéder au modelage de la pensée en suivant des lois et des règles naturelles.

Cette force incite ainsi à mieux comprendre comment des sujets, se sentant induits à une interprétation, peuvent déployer des idées nouvelles normales ou pathologiques.

Elle permet déjà de mieux saisir la formation d'une spatio-temporalité antéroactive au sein de laquelle les vécus se traduisent, et dont nous verrons plus loin les modalités pathologiques possibles. Elle permet encore de montrer l'existence des flux psychiques qui témoignent de la mobilité du système et de ses troubles, de la formation d'une architectonique psychique, de ses rapprochements possibles avec le numérique, et enfin des lois et de règles qui conditionnent le développement de cette force.

1- Formation de la spatio-temporalité

La formation de la spatio-temporalité n'est toujours pas dépourvue d'énigmes. Ainsi peut-elle être conçue comme un milieu objectivable auquel l'homme appartient, ou subjectif construit par lui, qui résulte d'une force énergétique universelle forgeant à la fois un cadre général objectif et un vécu personnel. Deux perspectives différentes pouvant néanmoins se rejoindre (ainsi en est-il de l'irréversibilité temporelle traduite aussi par la flèche du temps) sont ainsi impliquées.

L'une concerne l'espace-temps environnant objectivable envisagé par l'intellect du sujet, celui-ci s'aidant de référents techniques. Elle est en principe la même pour tout individu qui réfléchit, l'espace-temps étant conçu de nos jours en physique comme un concept unitaire quadridimensionnel bien connu : les trois dimensions spatiales plus la dimension temporelle ; elle varie selon le référentiel adopté.

L'autre, centrée sur l'individu lui-même, est l'espace-temps vécu par le sujet sur un mode directement sensible, propre à chacun. Elle est susceptible de changements selon les circonstances émotivo-affectives qui l'accompagnent et la pathologie mentale existante.

Si le passage de l'une à l'autre est habituel, un divorce peut aussi s'instaurer entre eux. Il est d'ailleurs banal de constater qu'une spatio-temporalité vécue ne correspond pas nécessairement à celle qui est objectivable. Elle varie selon les situations considérées, les moments vécus successifs mémorisés, les moyens d'observation utilisés, et les niveaux d'organisation mis en jeu prioritairement. Ce vécu spatio-temporel se construit, se déconstruit, et se reconstruit donc en permanence selon les objets et les moments considérés. Cet espace-temps peut ainsi se dissocier sous l'effet de pathologies ou de stimuli particuliers (par exemple, lors de très vives douleurs permanentes).

La ***spatio-temporalité objectivable*** fait ainsi intervenir des référentiels physiques naturels extérieurs à l'individu et communs à tous les sujets. Elle dépend de références unitaires objectivables qui sont en appui sur des démarches intellectuelles rigoureuses, même si ces références ne sont pas figées pour autant[9].

La ***spatio-temporalité vécue*** fait surtout intervenir des référentiels internes composés de facteurs sensibles intéressant des composants de nature différente (instinctifs, émotionnels, affectifs, imaginatifs, sociaux...) et s'avère, par suite, éminemment variée et variable. Elle est différente selon les individus, chacun restant plus ou moins tributaire des divers niveaux de son vécu, en fonction de son capital psychique inné, acquis, et modifié par son éducation, ses investissements instinctivo-émotivo-affectifs, ses expériences personnelles, ses conditions d'existence, etc. Enfin, elle varie aussi selon les circonstances environnantes et les relations établies avec l'observateur. On voit donc la

[9] En voulant instaurer des référents communs pour tous, l'homme a précisé des unités naturelles bien connues (centimètre, seconde), mais celles-ci ne sont pas a priori forcément déterminées une fois pour toutes et incitent depuis peu à des référents encore plus précis (8,60). De même, bien que la continuité de l'espace et du temps soit habituellement admise, elle devient discutée par des recherches contemporaines qui en contestent le caractère lisse.

variabilité de ce champ spatio-temporel vécu qui se forme et se déforme au gré des événements et des avancements de la connaissance.

Pour jauger les variations de l'espace-temps d'un sujet, il s'agit donc moins de les étudier en bloc que d'apprécier les ***passages de la spatio-temporalité vécue à la spatio-temporalité objectivable et réciproquement***. Ceux-ci se font habituellement sans difficulté chez le sujet normal qui fait fort bien la différence entre son vécu et le milieu environnant, reconnaissant aisément la variabilité de leurs liens.

En clinique psychiatrique, il n'en va pas toujours de même, tout au moins dans les dysfonctionnements sévères d'intégration du système psychique. Ces passages sont alors altérés ; ils ne permettent plus de distinctions naturelles, le référent vécu ne parvenant plus à s'adapter à la spatio-temporalité objectivable et se projetant sur celle-ci.

Il y a ainsi des modes préférentiels de déformation spatio-temporelle selon les cas observés, ayant valeur de constantes apparentes selon le type de pathologie retenu. Ce mode est plus ou moins spécifique, correspondant à la nature et à la forme de la structure pathologique considérée.

Par là, il s'ensuit la nécessité d'évoquer l'existence d'échelles spatio-temporelles différentes selon les cas, afin de pouvoir rendre compte - ne serait-ce qu'approximativement - de phénomènes mouvants et variés dans ce type de système aux comportements évolutifs.

La spatio-temporalité reste ainsi particulièrement complexe, à l'image de la formation de l'architectonique psychique L'hypothèse d'une trame spatio-temporelle vécue déformée ou déchirée selon les cas observés concerne non seulement les structures anciennes, actuelles et à venir, les divers niveaux d'organisation, les multiples intégrations, les transcendances naturelles et spirituelles. Ce vécu spatio-temporel se traduit par des échelles différentes, alors que l'espace-temps objectivable est habituellement modélisé par l'observateur à l'aide d'un référentiel élémentaire fixe établi le plus souvent en deux dimensions (mais pouvant l'être aussi en quatre dimensions).

C'est dire toute la relativité qui frappe cette notion, mais c'est aussi reconnaître que cette trame spatio-temporelle reste métaphoriquement le poumon des productions psychiques et de leurs intégrations internes et externes sous l'effet de la force énergétique qui les forme.

2- Formation des dynamiques psychiques

Cette force organisationnelle prend initialement une orientation incitatrice, dont émanent les flux constituant la spatio-temporalité et les réseaux de flux ; ceux-ci se structureront en niveaux spécifiques (somatiques, émotivo-affectifs, intellectuels…) pour constituer l'architectonique du système psychique.

a) L'orientation des forces engendrées

De ce champ énergétique émergent des informations qui ne se manifestent pas au hasard. Celles-ci vont constituer des flux directionnels pour l'évolution psychique du sujet. Ce champ suscite ainsi une ***force énergétique incitatrice***, productrice de structures dynamiques (7,49). Elle tend ainsi à ce que des organisations se réalisent de façon cohérente dans certaines directions, comme en témoigne le développement psychique de l'enfant, et non de façon totalement aléatoire. La spécification directrice de chaque individu reste ainsi liée à divers facteurs : les informations vécues ; les tendances liées à la génétique ; leur orientation ; l'importance relative des divers niveaux d'organisation formés ; leurs liens avec le développement neurologique cérébral ; ainsi que les confrontations avec les forces extérieures intégrées issues du milieu, depuis le milieu éducatif jusqu'aux multiples environnements qui se sont succédé pour chaque sujet. Ces forces, qui composent un soubassement énergétique global, sont donc en perpétuel remaniement et en régulations permanentes. Leurs dysfonctionnements aboutissent à des troubles mentaux.

Quels peuvent être alors dans cette perspective les caractères d'une énergétique incitative pour le psychisme ? Celui-ci s'avère un système profondément complexe qui génère sans cesse des organisations en manipulant de multiples informations. Il produit des formes émergentes qui sont les représentations idéiques des éléments qu'il veut saisir ; ceux-ci témoignent des liens établis avec son propre champ énergétique et celui de son milieu.

La question des échelles spatio-temporelles concernant le concept d'énergie se retrouve analogiquement dans le prolongement évolutif des conceptions cliniques, puis biologiques. Ainsi après avoir été initialement considéré sur un mode moral mythique comme l'effet d'une vaste force du Mal (la « Folie »), le trouble mental a été ensuite traduit comme une « maladie mentale » sous l'effet d'événements sociaux et philosophiques humanistes. Ultérieurement, il devint considéré comme l'effet de processus dynamiques psychopathologiques, avant de pouvoir être transcrit par des combinaisons de « flux psychiques », et enfin de « flux énergétiques » sous l'effet de nouvelles considérations théoriques méthodologiques et épistémologiques.

Cette force énergétique apparaît alors sous-tendue au niveau somatique par des échanges biologiques. Son caractère psychique se manifeste par une volonté et une certaine puissance chez certains sujets, ses effets se déréglant avec la survenue de facteurs pathogènes.

Elle varie, pouvant susciter des troubles changeants. Ainsi en adoptant d'autres termes, P. Janet avait jadis fort bien souligné l'apparition de troubles différents selon l'intensité de la dépression. Il évoquait l'apparition d'états dépressifs mineurs, puis celle d'obsessions, et ensuite de conduites dépressives plus graves avec des idées délirantes de nature mélancolique lors des chutes de « tension psychologique », ainsi que la disparition de ces mêmes troubles lors d'une remontée de cette même tension psychologique (19). Il est de nos jours banal de pouvoir confirmer ces interprétations par l'apparition et la disparition d'angoisse et d'anxiété dans les oscillations mineures de l'humeur, d'idées obsédantes lors de variations énergétiques, puis d'idées délirantes symptomatiques dans les dépressions plus sévères de type mélancolique, etc. De l'intensité de la force énergétique, dépend ainsi l'amplitude des variations pathologiques des psychoses dites « affectives ». Autant le sujet perd son dynamisme dans les dépressions, autant il dispose d'une force excessive et exubérante dans les états d'excitation mal contrôlée.

b) Formation des réseaux de flux énergétiques

Les flux énergétiques qui s'intègrent entre eux, au fur et à mesure du développement psychique, établissent des liens simples et complexes, formant ainsi des réseaux. Ceux-ci s'intègrent à leur tour pour constituer un vaste ensemble dynamique en constant remaniement et en permanente adaptation au milieu. Leurs dysfonctionnements, survenant localement ou globalement, vont susciter des troubles mentaux plus ou moins graves sous forme de structures plus ou moins spécifiques, transitoires ou durables.

En outre, la forme des réseaux énergétiques engendrés s'avère souvent spécifique à chaque individu. En effet, l'homme vit dans son corps, et son système psychique y est intimement lié. Toute atteinte à l'un de ses composants peut retentir sur le vécu. Ces réseaux sont ainsi en permanent remodelage, et même s'ils témoignent d'un type architectonique d'organisation plus particulier à chaque patient, ils peuvent aussi fort bien subir de profondes transformations structurelles qui se refléteront dans les dysfonctionnements du système.

Les connaissances qui en dépendent peuvent être ainsi très nombreuses chez l'homme, bien qu'en pathologie les souvenirs soient souvent stables et fixés. Mais ils peuvent aussi se manifester de façon successive du fait de la reconstruction permanente du système psychique, les représentations étant alors soumises à des remémorations qui modifieront les souvenirs. Il en résulte des agrégations, des fusions, des synthèses. D'une mémoire brute initialement perçue, le sujet passe ainsi à une mémoire organisationnelle sous l'effet des différents stimuli vécus.

Ces réseaux concernent aussi bien chacun des niveaux d'organisation que leur ensemble intégré. Ainsi, en pathologie mentale, ces réseaux peuvent être altérés en surface, perturber l'intégration d'un ou plusieurs de ces niveaux d'organisation, laissant encore au sujet une adaptation possible au milieu, ce qui répond grosso modo aux névroses. Ils peuvent encore être atteints aux niveaux les plus élaborés et les plus profonds, concerner l'ensemble du système et ses capacités d'adaptation, évoquant alors des psychoses (Figure 5).

En fait, des formes de passage peuvent se manifester, allant des niveaux superficiels à des niveaux plus profonds, ou réciproquement ; des formes différentes peuvent aussi s'associer ou se succéder, ou encore se transformer les unes en les autres. Ceci témoigne de la plasticité psychique et de ses renouvellements autour de niveaux d'organisation relativement permanents, bien que l'importance de ces derniers puisse aussi varier selon chaque individu.

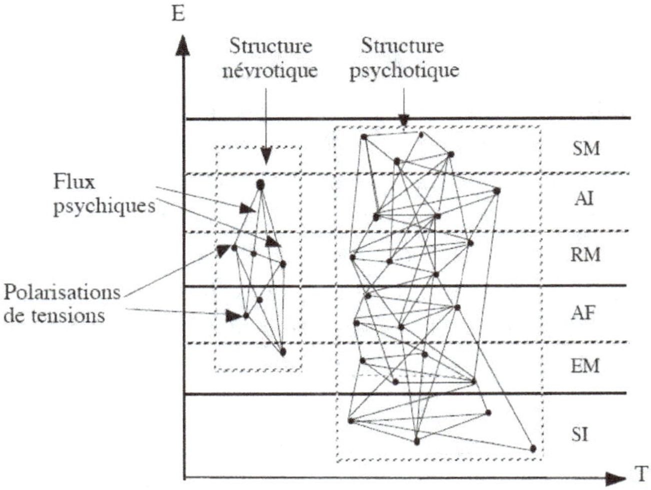

SM = Synthèses mentales
AI = Automatismes idéiques
RM = Représentations mentales
AF = Affectivité
EM = Émotivo-affectivité
SI = Somato-instinctivité

RÉSEAUX PSYCHIQUES

Figure 5

Finalement, le clinicien, instruit par les données d'une informatique constructiviste, de la théorie mathématique des ensembles, puis par celle des catégories, peut ainsi acquérir une représentation unitaire du système psychique – représentation fondée sur un champ énergétique mouvant soumis à des forces internes et externes porteuses d'informations. Avec A. Cardon, nous pouvons dire que le fonctionnement psychique relève ainsi d'un champ énergétique informationnel, où l'on peut imaginer un vaste système bouclé et hyperbouclé propre aux divers niveaux d'organisation et à leur ensemble ; ce système s'avère en outre en liaisons diverses et complexes avec les systèmes environnants.

3- Formation de l'architectonique psychique

L'énergie psychique participe au vécu de l'individu qui s'avère tributaire d'une mémoire en perpétuel remaniement. En effet, ce psychisme n'est pas une structure figée ; il reste éminemment spontané, empreint de plasticité, s'avérant une reconstruction continue de souvenirs personnels, de faits mémorisés qui s'inscrivent en permanence en des situations nouvelles. Il va s'ensuivre de nombreux retentissements qui se feront par l'intermédiaire de forces organisationnelles déficitaires ou suractivées, lesquelles porteront sur la tonicité psychique, la spatio-temporalité, l'organisation des réseaux psychiques, la distribution énergétique formatrice des éléments constitutifs et du fonctionnement des structures psychiques.

a) Modes de distribution énergétique

Ces modes varient selon les référentiels d'observation retenus. Toutefois, ils s'intègrent entre eux, comme le montre une observation allant des phénomènes les plus apparents aux plus cachés, incitant à recourir à des référentiels de plus en plus affinés. Ces divers référentiels peuvent ainsi aller d'une organisation ensembliste du système psychique, puis catégorielle, à celle de facteurs physiques sous-jacents (électriques, électromagnétiques, voire quantiques) intervenant dans ses composants.

Dans une organisation ensembliste on peut représenter des circuits énergétiques régulateurs pour chaque niveau d'organisation psychique, plusieurs niveaux, ou pour l'ensemble du système : boucles de niveaux, boucles d'intégrations, boucle de système (Figure 6).

Ainsi avons-nous proposé dans un ouvrage antérieur de recourir à différents référentiels offrant une organisation générale à l'ensemble des troubles et à chaque type de troubles (44). En effet, la validité des démarches d'un observateur est intimement liée à la congruence de la pensée et des faits observés, à la cohérence interne de cette pensée et du langage utilisé. En ce sens, il est donc bon de recourir à des moules de pensée connus et éprouvés face aux objets à connaître, tel le mode de pensée logico-mathématique ensembliste, et à des techniques assurées comme l'informatique.

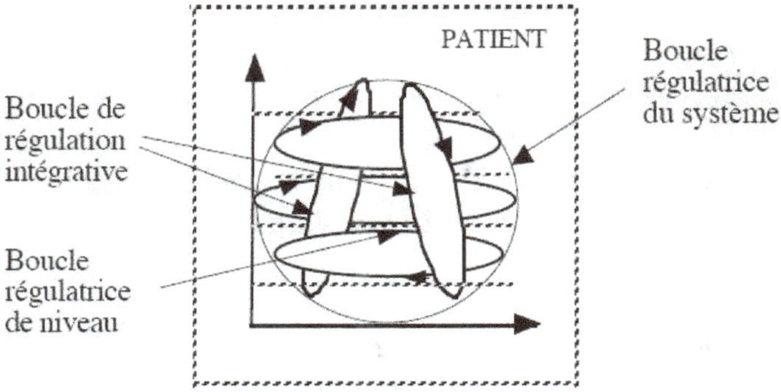

ÉBAUCHE D'UNE LOI D'ORGANISATION GÉNÉRALE

Figure 6

Parmi les théories logiques, mathématiques, technologiques et physiques classiques, nous avons ainsi retenu successivement : la logique du tiers inclus (40), puis des contraires (44) ; la théorie mathématique des ensembles (35, 43, 44), puis des catégories (39, 43, 44) ; l'informatique constructiviste (45) ; la compatibilité électromagnétique (44, 53). Mais d'autres référentiels seraient aussi à envisager par des recherches nouvelles : neuroscientifiques, chimiques, logique quantique, physique des particules…

Bien évidemment, ces différents référentiels ne visent pas toujours nécessairement les mêmes aspects du trouble. Ils peuvent être plus ou moins adaptés à certains d'entre eux, mais ils se complètent et finissent par aboutir à des représentations assez spécifiques. Ils traduisent ainsi divers aspects d'une approche interdisciplinaire. Ceux-ci, issus d'invariants propres à chaque discipline de référence, se conjuguent dès lors de différentes façons selon les objectifs concernés, pour aboutir à une intégration de connaissances assurées répondant à des échelles de spatio-temporalités différentes. Par exemple, on peut considérer des états névrotiques à partir d'ensembles et de sous-ensembles de processus variés (angoisse, anxiété), puis les affiner à partir de catégories de flux répondant à des assemblages de liens énergétiques.

b) Formation des niveaux d'organisation

La distribution de l'énergie psychique se fait en concomitance avec l'évolution du développement neurologique cérébral. Il existe ainsi au sein des réseaux énergétiques des formations virtuelles qui répondent à des incitations fonctionnelles orientées. Celles-ci se développent selon une complexification progressive, forgeant de nombreuses couches virtuelles issues d'innombrables circuits énergétiques rétroantéroactifs, au sein desquels il faudrait encore inclure les fonctions mnésiques (Figure 7).

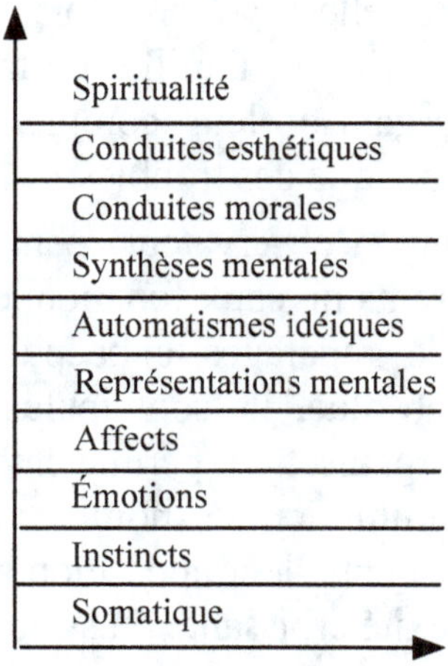

COUCHES FONCTIONNELLES

Figure 7

À partir de couches somatiques et instinctives, cette structuration va ainsi passer par différents stades : émotionnel, affectif, puis intellectuel. En ce dernier domaine, grâce aux perceptions, le système psychique va se doter de représentations, lesquelles s'organiseront selon certains automatismes, pour déboucher sur des abstractions nouvelles qui formeront des synthèses mentales. Ces dernières seront ainsi imprégnées des propriétés des stades évolutifs préalables (somatiques, émotivo-affectifs) devenus ensuite concomitants du fait des remaniements rétro-antéroactifs contribuant à forger des réseaux. En continuant cette progression - enrichie par les liens extérieurs de l'individu avec son milieu physique, éducatif, social et culturel - des formations à visée morale, esthétique et spirituelle viendront compléter ces réseaux.

Ainsi devient-il possible d'accorder au vaste réseau énergétique du système psychique une architectonique grossière, représentation certes élémentaire et réductrice, mais qui a l'intérêt de servir d'outil pratique pour mieux comprendre le développement du fonctionnement psychique. À l'aide d'une telle représentation, il devient en effet possible de mieux sérier les familles de facteurs composant le psychisme, d'organiser leur complexité, et de mieux comprendre la thématique des troubles.

En schématisant, l'observateur peut ainsi distinguer grosso modo différents niveaux fonctionnels. Et comme ces niveaux servant de repérages conceptuels n'ont aucune valeur autonome absolue, ils sont inclus dans un magma dynamique en réorganisation permanente, et il n'est pas nécessaire d'en multiplier le nombre. Il suffit de les ordonner conformément à leur apparition naturelle qui va de pair avec la complexité croissante du système psychique.

Grâce à d'autres outils, notamment logiques et mathématiques, nous verrons comment cet ordonnancement gagne à se faire suivant certains moules de pensée (théorie des ensembles ou des catégories). Il s'ensuit que le recours à de tels outils permet d'espérer une représentation assez cohérente et congruente du fonctionnement psychique et de ses troubles.

c) Formation des fonctions constitutives du système

Les différents composants du système vont s'organiser entre eux en s'intégrant progressivement, et en suscitant une force trans-intégrative.

- ***L'intégration*** des différentes formes énergétiques (instinctives, émotionnelles, affectives, intellectuelles…) est l'une des caractéristiques fondamentales du système psychique, qui se constate de façon banale. Ainsi en est-il des divers niveaux d'organisation qui constituent un système complexe aux fonctions différentes, virtuellement hiérarchisées.

Les instincts, les charges émotionnelles et affectives vont contribuer à orienter les flux intégratifs vers des structurations intellectuelles.

Les *pulsions somatiques* témoignant des instincts participent aussi à des effets émotionnels.

Les *charges émotionnelles* sont liées au système neurovégétatif et vécues sur un mode aussi bien somatique objectivable que psychique. Elles vont intervenir à leur tour dans les affects.

Les *charges affectives* qui leur sont liées vont encore donner une orientation aux impulsions, sous-tendre des interprétations, et retentir sur nombre d'orientations intellectuelles, avant que ces dernières n'obéissent elles-mêmes à des lois organisatrices générales en rapport avec le milieu.

Ces multiples intégrations ne sont pas purement virtuelles. Elles répondent à une succession d'étapes organisatrices, à leurs liens avec le développement cérébral et ses diverses structures neuropsychiques interconnectées (tronc cérébral, hypothalamus, noyaux gris centraux, thalamus, hippocampe, lobes cérébraux, cortex, précortex frontal...).

Elles s'enchaînent et contribuent ainsi à former des réseaux de réseaux de flux biologiques et psychiques, lesquels se complexifient au fur et à mesure de leur ascension fonctionnelle, leurs organisations neuronales sous-jacentes étant schématiquement reliées entre elles par des liens simples, puis par des liens de plus en plus complexes. De ces intégrations émergent ainsi des flux interactifs formateurs de circuits réflexifs porteurs de sens.

Une ***trans-intégration*** peut être en même temps envisagée lors du développement de cette force organisationnelle. Elle se manifeste lors d'ouvertures des réseaux énergétiques et des intégrations des multiples niveaux d'organisation caractérisant le système psychique. Elle témoigne de la poussée énergétique qui conduit l'individu à des circuits réflexifs suscitant des interrogations sur lui-même, sur sa propre nature, à des anticipations sur sa destinée, ses raisons d'être, et son imaginaire.

Elle peut ainsi participer à des processus de créativité qui se manifestent à divers niveaux et en différents domaines. La créativité apparaît ainsi comme l'effet d'intégrations de données multiples de processus constituant l'architectonique psychique, et de trans-intégrations sous l'effet d'émergences et de résonances avec l'essence du système, voire de stimuli du milieu. Pour se manifester, cette créativité implique l'intervention de plusieurs facteurs génétiques et épigénétiques, mais en tous les cas elle procède d'une inhibition des formes enkystées préalables (21). Les tentatives de tester les capacités de potentialité créatrice, qu'elles soient divergentes ou convergentes, n'ont pas abouti à des résultats probants (21), ce qui laisse tout son mystère à ce processus créatif, et incite l'individu à des interprétations intuitives et transcendantes comme l'ont évoqué notamment des compositeurs célèbres (Cl. Debussy, R. Strauss...).

La pensée est ainsi engagée dans une suite de scènes représentant un questionnement ample et irrésolu, cherchant son dépassement. En ce sens, le sujet s'avère en posture de disponibilité et d'ouverture permanente sur la totalité du monde environnant. Il peut ainsi s'ouvrir sur l'amplitude du vivant observable et à des anticipations, cherchant des réponses à des questions qui le dépassent.

Par extension analogique, on peut estimer que l'énergétique évoquée se retrouve ainsi non seulement à la source et dans les circuits précités, mais aussi dans tout système créatif dépendant d'une énergie globale. C'est ainsi que peuvent se former et se réaliser certaines convictions métapsychiques, auxquelles divers termes cherchant à exprimer le vivant peuvent être accolés, la créativité allant de pair avec ces trans-intégrations. Celles-ci peuvent ainsi aboutir à des croyances, des orientations philosophiques différentes, des transcendances, qu'elles soient normales et naturelles ou pathologiques. Ainsi la créativité peut-elle se parer d'une activité transcendante qu'elle soit d'ordre esthétique, sociétale ou spirituelle, expression possible d'harmonicité du système, ou au contraire de désarroi et de dysfonctionnement psychopathologique.

Les flux psychiques ne se manifestent pas seulement dans une seule direction, notamment ascendante. Ils investissent aussi tout l'espace-temps qu'ils contribuent à former, et suscitent par là d'autres fonctions.

- Les ***communications*** qui en résultent traduisent des liens simples et complexes, lesquels se font à la fois à chacun des niveaux créés, entre ces divers niveaux, et avec les divers milieux environnants. Ainsi se développe un vaste réseau de flux énergétiques. Ces communications ne se font pas sur un seul mode de type linéaire. Elles se font à double sens entre le patient et l'environnement, qu'il s'agisse de l'observateur ou d'autres éléments du milieu.

- Les ***rétroactions*** des circuits qui s'ensuivent transmettent l'information. EIles s'harmonisent ou se contrarient selon les cas considérés, pouvant même créer des situations complexes, lorsque ces actions coexistent à des degrés différents et variables chez un même sujet.

- Des ***régulations*** se forment et contribuent à établir cette structuration. Elles peuvent se faire de façon naturelle propre au système psychique du patient. Ce sont alors les *autorégulations* qui assurent le bon équilibre interne du système. Elles font encore intervenir des facteurs de milieu qui permettent une bonne adaptation du système à l'environnement, cette *hétérorégulation* allant ainsi de pair avec l'autorégulation.

L'ensemble de ces diverses fonctions permet au réseau des flux énergétiques d'assurer une certaine symétrie au système et de maintenir celui-ci en équilibre satisfaisant. La moindre altération de l'une de ces fonctions peut remettre en cause cet équilibre, et se traduire alors par un trouble mental.

- Les ***flux mnésiques*** vont de pair avec ces fonctions ; ils s'avèrent indispensables à l'organisation du système psychique. Habituellement désignés sous le terme général et unitaire de mémoire, ils servent à créer et transférer les informations pour les collecter selon diverses modalités.

D'un point de vue descriptif, plusieurs formes ont été distinguées : la *mémoire perceptive* liée aux sens ; la *mémoire à court terme,* dite de travail *; la mémoire à long terme,* dite sémantique, qui concerne la connaissance ; la *mémoire épisodique* qui intéresse les événements vécus ; la *mémoire procédurale* liée aux automatismes... (12).

D'un point de vue structurel, elles répondent à différentes formations issues de réseaux neuronaux cérébraux interconnectés ; elles sont liées notamment à des modifications biochimiques cellulaires (12).

Cependant, la mémoire est en fait un ensemble dynamique organisé. Pour mieux saisir le passage du biologique au psychique et la coactivité de la mémorisation et de son usage, il convient aussi de faire appel à une perspective constructive organisationnelle, comme le montrent les recherches d'A. Cardon sur l'intelligence artificielle[10] et la clinique qui les rejoint à la lumière de l'architechtonique du système psychique. En effet, les flux mnésiques intéressent les divers niveaux d'organisation et leurs liens dynamiques, participant à leur intégration en réseaux de circuits antérorétroactifs. Ces flux peuvent se manifester brièvement et/ou perdurer, être remaniés aux divers niveaux d'organisation avec toutes les modifications que cela suppose, sous

---

[10] A. Cardon ne mise pas sur les seules notions informatiques usuelles qui visent à localiser et à structurer des données factuelles. Il cherche à déterminer l'organisation dynamique et constructive de l'interaction entre la dynamique des choses mémorisées et le besoin de leur usage. Le réseau de flux mnésiques s'exprime alors sur un mode bouclé allant d'agents élémentaires qui traduisent un groupe de neurones, jusqu'à une forme énergétique potentielle et idéelle globale appelée « paysage ».

Les *agents élémentaires* sont les premiers éléments de pensée qui vont constituer des agrégats, puis des agrégats d'agrégats formant des éléments de paysages avec leurs liens ; ceux-ci prennent alors un sens en fonction du paysage considéré et des régulateurs, lesquels sont en permanente interaction avec les autres éléments de pensée. Le *paysage* comporte de nombreux sous-paysages : posture, mémoire, visuel, auditif, langagier, conceptuel… Il se crée par l'intermédiaire de régulateurs formateurs de représentations dans le paysage concerné. Ces paysages sont des conformations dynamiques actives à six dimensions : les trois dimensions spatiales, la dimension temporelle, une d'énergie et une de signification Ainsi émerge une représentation mentale qui renforcent le paysage initial.

Les *régulateurs*, pour leur part, relèvent d'un champ énergétique informationnel qui dépense de l'énergie pour sélectionner les agents, afin de constituer de façon organisée une représentation mentale dans le paysage ; ils se situent ainsi par rapport à un paysage d'ensemble qui induit un domaine concevable normal ou pathologique.

La *mémorisation* dépend de ces différents facteurs et de leurs liens.

l'effet de facteurs incitatifs internes ou externes au sujet. Les flux mnésiques peuvent ainsi subir des inhibitions fonctionnelles, ralentissant ou même disparaissant à l'occasion de diverses situations (émotion, dépression, intoxication, crises comitiales, destructions neuronales...) ; ils peuvent encore présenter des accélérations, des suractivations, des dispersions lors d'états d'excitation ou de déstructurations psychiques. La diversité des formes décrites peut être ainsi rattachée à un réseau de flux énergétiques en formation et en reconstruction permanente ; elle correspond aux dimensions spatio-temporelles attenantes, aux facteurs en cause, à la nature et à l'ampleur des informations représentées.

La mémorisation est ainsi conçue comme l'effet d'un ensemble de flux formés dès le soubassement biologique sous le contrôle de régulateurs, pour aboutir à des représentations mentales potentielles liés aux divers niveaux d'organisation psychique et au milieu, ces flux restant aussi dépendants de leur usage.

Les dysfonctionnements psychiques s'accompagnent ainsi de troubles mnésiques plus moins particuliers, mettant en jeu les activités neuronales sous jacentes activatrices, inhibitrices, régulatrices, et leurs liens avec les phénomènes internes ou externes vécus.

4- Analogies avec un système artificiel

Devant le déferlement actuel en notre société de la vague technique des systèmes informatisés, et les retentissements bénéfiques en psychiatrie d'un système artificiel constructiviste (5, 45), il paraît indiqué dans un travail sur l'interdisciplinarité d'envisager certaines analogies entre les systèmes de pensée naturelle et artificielle, afin de mieux mesurer les avantages et les inconvénients de ces techniques nouvelles (50).

Les analogies entre ces deux types de systèmes sont intéressantes à considérer, car elles conduisent à des incitations réciproques de données susceptibles d'enrichir leur connaissance respective. Comme nous l'avons vu avec A. Cardon, en dehors du fait évident que le système artificiel procède d'une pensée méta-machine, ne faisant que simuler et reproduire le vivant sans y être identique, on peut se demander si l'on peut retrouver ses propriétés dans le système vivant. Il convient donc de délimiter ce qui rapproche et sépare ces deux types de système, afin de ne pas risquer de se laisser submerger par les prouesses technologiques toujours croissantes qui concernent les automatismes et leurs émergences (issues du passage d'un niveau de complexité à un autre), tout en pouvant en bénéficier.

L'architecture d'un système de pensée artificielle se fonde sur une approche, où le cerveau est considéré comme un organe dont les communications internes génèrent des formes dynamiques (sensations, idées). Dans cette perspective virtuelle, le « cerveau artificiel » communique avec le corps par de multiples informations générées, communications passant notamment par le « centre des émotions ». Nous avons vu que cette architecture artificielle présentait de nombreux points de rencontre avec les données de la clinique (45).

Un système artificiel peut être ainsi appréhendé comme un système unifié fait de multiples systèmes. C'est un méta-organisme composé d'organismes locaux. Ce « vivant » artificiel a une origine, une évolution autorégulée, et doit avoir aussi une raison d'être sous une forme extraordinairement variée, mais cohérente. Toutes les structures qui le composent sont soumises à une certaine forme de communications informationnelles, informations émises pour exister dans l'espace et le temps, et permettre une évolution à partir de ses constituants. Ce méta-organisme peut donc être considéré comme une organisation globale unifiée des multiples organismes qu'il a fabriqués et qu'il fabrique, mais il se déploie à une échelle de temps supérieure à celle des organismes qui le constituent.

a) Les similitudes

L'être humain ne saurait être considéré comme un ensemble d'organismes autonomes isolés, formé au hasard des générations et des reproductions. Il constitue un système unitaire hiérarchisé, qui est en appui sur un champ énergétique et informationnel. Le psychisme apparaît ainsi comme l'effet d'une organisation globale, développée selon des propriétés particulières qui lui ont accordé les caractères du vivant, sans pour autant ignorer les capacités décisionnelles volontaires du sujet.

De nombreuses propriétés rapprochent ainsi les systèmes psychiques et artificiels, comme nous l'avons souligné avec A. Cardon lors de travaux antérieurs (44, 48, 49).

Rappelons que les similitudes apparentes de fonctionnement sont nombreuses et croissent avec les progrès effectués en pensée artificielle. Elles sont particulièrement frappantes dans l'avancement permanent de la robotique, concernant aussi bien les conduites motrices, les tendances du système, que les conduites « psychiques ». Vus à quelque distance, les nouveaux robots sont même capables de susciter des ressemblances et une confusion apparente avec l'être humain. Un système artificiel peut ainsi réaliser un robot capable de marcher, courir, jouer, se livrer à des tâches courantes, parler, aider l'homme, voire se substituer à lui. Il peut encore être doté d'émotions intervenant dans ses conduites générales. Ainsi peut-il exprimer des tendances qui répondent à des intentions, acquérir et utiliser des connaissances, éprouver un pouvoir, des besoins, un plaisir menant à l'action. Dans la sphère intellectuelle, il peut même effectuer des tâches jusqu'alors réservées à l'homme.

Il s'avère ainsi capable de prendre des décisions, d'organiser des actions fort différentes : participation à des conseils d'administration, télésurveillance, actions militaires… Il peut même affirmer sa suprématie en étant capable de les accomplir plus rapidement et avec davantage de sécurité, devenant ainsi un concurrent pour l'homme. On connaît ainsi ses succès dans les jeux d'échec et de go, où il est capable de battre les meilleurs spécialistes.

Il en est de même pour les similitudes des infrastructures de ces deux types de système. Évoquons à nouveau brièvement l'action distincte et coactive de la pensée opératoire et du langage (6, 44), les niveaux d'organisation intégrés et autorégulés, les réseaux bouclés de communications internes et externes, les attracteurs et régulateurs locaux et d'ensemble, les bifurcations énergétiques, l'autorégulation globale, l'hétérorégulation… Nous retrouvons là encore en clinique, les hypothèses émises par l'informatique constructiviste (4, 7, 46-49).

Les informations directionnelles qui constituent l'évolution s'exercent sur les systèmes de systèmes. Elles se présentent comme les effets d'une force organisationnelle, force incitatrice qui s'exerce dans la reproduction de ces structures dynamiques. Cette force tend ainsi à ce que des modifications d'organisation se réalisent dans certaines directions, et non de manière totalement aléatoire. La spécification directive de chaque individu reste de son côté liée aux informations, ainsi qu'à ses confrontations avec les forces extérieures issues du milieu, forces qui sont intégrées depuis le milieu éducatif jusqu'aux multiples milieux qui se sont succédé pour chacun des sujets. Ces forces, qui composent un soubassement énergétique global, sont donc en perpétuels remaniements et régulations.

Cependant une réserve à cette hypothèse est à souligner d'emblée. En effet, cette force organisationnelle se heurte en clinique à des obstacles majeurs, notamment méthodologiques. Elle ne relève pas de certitudes émanant d'un raisonnement logique fondé sur des identités, ces dernières n'étant le plus souvent en clinique que des analogies fortes et mobiles. Certes, cette hypothèse utilise des propriétés réifiables en informatique et en clinique, mais aussi des analogies anticipatoires et des inductions qui relèvent davantage de l'intuition, laquelle reste plus aléatoire.

Quels peuvent être alors dans cette perspective les caractères d'une force énergétique incitative pour le cerveau de l'être humain ? Celui-ci est un système particulier, profondément complexe, qui génère sans cesse des émergences d'organisations au niveau de la manipulation de multiples informations en parallèle. Il produit des formes émergentes qui sont les représentations idéiques reprises sous des formes déjà vécues, modifiées ou nouvelles, constituant un imaginaire.

Les rapprochements entre un système de pensée artificiel et naturel sont donc nombreux, certains étant vraisemblables, mais ils ne sont pas tous évidents. Des différences fondamentales subsistent.

b) Les différences et oppositions sous-jacentes

Si l'on peut concevoir des relations de similitude, cachées au niveau de la complexité organisationnelle entre un système vivant naturel et un « vivant » artificiel, des différences, voire des oppositions, ne sont pas moins à souligner (P. Marchais et A. Cardon) (45, 48).

Le vécu n'est pas le même dans les deux cas. Chez l'homme, il s'avère tributaire d'une mémoire limitée, évolutive, et relativement fragile. Il est une reconstruction continue de souvenirs et de faits mémorisés, avec une mise en situation. Il est éminemment spontané et fluide ; il n'existe pas de structure ancrée. Le vécu artificiel est au contraire une construction continue de souvenirs très structurés, de faits mémorisés « durs » ; il s'ensuit qu'il se manifeste comme une structure ancrée.

La spatio-temporalité est très fortement organisée dans ces deux types de systèmes aux comportements évolutifs. Toutefois, ces systèmes ont des échelles d'espace et de temps différentes.

L'espace-temps du système humain est mouvant et varié. Il concerne non seulement ses structures anciennes, actuelles, et à venir, mais aussi à travers ses divers niveaux d'organisation ses multiples intégrations, ses transcendances naturelles et spirituelles, alors qu'il est plus figé dans un système artificiel.

La forme des réseaux énergétiques concernés s'avère aussi différente. L'homme vit dans son corps. Son système psychique y est intimement lié. Toute atteinte à l'un de ses composants retentit sur son vécu. Le système artificiel a bien une corporéité, mais celle-ci est formée de composants multiples, distribués dans l'espace, changeables à volonté, pouvant en cela modifier son vécu antérieur.

Le caractère incitatif du système intervient dans les deux cas, mais sous des formes plus particulières. La force organisationnelle en cause modèle les actions et les pensées éminemment variables d'un système naturel. Elle confère ainsi au psychisme humain une souplesse, une plasticité, une échelle de choix et d'intentionnalité beaucoup plus vaste, et finalement une créativité beaucoup plus grande.

Le caractère incitatif d'un système artificiel modifie le flot de représentations qui a besoin de se manifester. Il peut les assembler, les combiner différemment, mais sans posséder une grande capacité de créativité originale, faute d'ouverture suffisante.

En effet, pour être pleinement agissante, la force organisationnelle doit pouvoir se ressourcer sans fin sur elle-même et posséder en elle une capacité d'organisations et d'intégrations innées. Or, ceci ne dépend pas alors d'un simple système à mémoire, fut-il évolutif et constitué par l'agrégation de multiples systèmes artificiels de même type en coactivité permanente. Dès lors, comment ne pas faire appel à un processus plus puissant capable d'entrouvrir la boucle régulatrice générale du système ?

Les connaissances peuvent être très nombreuses chez l'homme, mais elles se manifestent de façon successive. Du fait de la reconstruction permanente de son système psychique, les représentations sont soumises à des remémorations qui modifient les souvenirs.

Dans un système artificiel, les connaissances peuvent se manifester en même temps, et s'exprimer en établissant des synthèses, des agrégations, des fusions. En outre, nous verrons au chapitre suivant, les inconvénients, voire les dangers, de la puissance et de l'extension continue d'une « pensée artificielle » qui se développe en permanence entre récepteurs et émetteurs automatisés en perpétuelle communication, au delà même des capacités d'un seul système artificiel autonome. Une impérative prise de conscience des risques encourus doit donc être soulignée (50).

c) Limites d'application à l'évolution des systèmes vivants

En fin de compte, devant ces différences peut-on admettre que ce qui vaut pour un substrat artificiel puisse être généralisé à l'évolution des facteurs ayant conduit à la pensée ? La force organisationnelle peut-elle aussi infiltrer les constituants les plus élémentaires de la matière vivante organisée selon une orientation autodéterminée et/ou hétérodéterminée, ainsi que les divers éléments intégrés des organisations psychiques ouvertes sur un avenir proche et lointain ?

Vouloir étendre cette hypothèse aux diverses espèces vivantes relèverait d'une systématisation qui ne pourrait être immédiatement assurée. Une telle attitude impliquerait en outre de se référer à des systèmes dont l'architecture et les niveaux d'organisation sont beaucoup moins développés, voire inexistants, où les référentiels spatio-temporels sont beaucoup plus limités, et où les sensations d'être sont totalement différentes.

Par là, il ne s'agit donc pas de vouloir résoudre les problèmes de pensée selon une vision matérialiste ou spiritualiste - chacun pouvant toujours les envisager selon ses orientations philosophiques personnelles. Néanmoins, il devient possible de retenir une force énergétique organisationnelle qui puisse leur être compatible.

Celle-ci s'avère alors susceptible d'aider à résoudre aussi bien les oppositions fréquemment observées en clinique que nombre d'énigmes posées par celle-ci. Il en est ainsi de la stabilité et de l'instabilité des formes pathologiques, de l'analyse des mouvances, voire des transformations des formes répertoriées sous divers aspects, allant des maladies mentales classiques aux repérages syndromiques établis selon des critères objectivables, ou mieux encore selon des combinaisons de processus et de flux psychiques. Enfin, cela permet de mieux comprendre l'action thérapeutique bénéfique possible, respective ou associée, de facteurs de nature différente (physique, chimique et/ou psychologique) sur un vaste champ énergétique soumis à d'innombrables forces opposées.

Cependant, la puissance et la rapidité des interactions d'une pensée artificielle doivent mettre en garde contre la tentation de se soumettre aux décisions prises par un système automatisé. En effet, la masse d'informations du système permet d'envisager une reconnaissance diagnostique des troubles, apparemment d'autant plus crédible que le traitement machine est plus assuré que celui du système naturel représenté par l'homme. Cependant, ce serait oublier les différences entre les données des deux types de systèmes considérés. Autant les technologies numériques peuvent aider le praticien à développer ses connaissances, autant elles seraient fâcheuses si celui-ci se soumettait à ce déterminisme énergétique automatisé altérant sa liberté et sa créativité.

5- Des lois et règles organisationnelles de la pensée

L'ensemble de ces réflexions sur la distribution énergétique montre que celle-ci se fait selon certaines lois générales d'organisation, et aussi selon certaines tendances propres à l'individu activées par des stimulations extérieures tenant au milieu éducatif, social et culturel.

De même, en informatique constructiviste, A. Cardon a bien montré qu'un méta-organisme, comme une pensée artificielle, se forme et se reconforme sans cesse selon le déploiement d'une force organisationnelle dans toutes les directions possibles investissant par là l'espace.

Si toutes les lois et les règles qui régissent la survenue de troubles mentaux ne sont pas encore extraites, les recherches actuelles montrent que, parmi elles, certaines peuvent être d'ores et déjà signalées.

- ***Loi générale de distribution énergétique incitatrice***

Cette loi s'inscrit dans le substrat énergétique du réel observable. Il s'agit d'une loi opportune qui s'applique continuellement et qui incite à un déploiement en voie d'organisation, et non d'une loi ayant un but explicite finalisé. Tout système de pensée naturel semble pouvoir y répondre dans la mesure où il s'organise selon une architectonique similaire pour tous les individus, et en rapport étroit avec le développement neurologique central soumis à des incitations informationnelles du milieu interne et externe au sujet.

Cette loi générale de distribution engendre des réseaux de réseaux de flux énergétiques qui sont tributaires des organisations neuro-anatomiques du développement cérébral et des informations issues des milieux environnants. Ces réseaux communiquent entre eux et avec les flux de milieux qui en modulent les effets. Ainsi se fondent plusieurs niveaux d'organisation qui impliquent des spatio-temporalités vécues différentes et variables, allant de pair avec une spatio-temporalité générale objectivable.

- Loi d'organisation de niveaux psychiques différents

Les différents niveaux demeurent soumis à des contrôles et des régulations qui diffèrent selon chacun d'eux, et qui répondent à une certaine hiérarchie en rapport avec le développement des composants cérébraux. Ainsi cette force organisationnelle incite-t-elle à envisager une architectonique allant du somatique au psychique, en passant par les organisations instinctives, émotionnelles, affectives, et intellectuelles.

Les agrégats de base sont soumis aux régulations des tensions énergétiques ; les autres, plus haut situés, qui intéressent les pulsions, déploient les conformations et déformations énergétiques propres au système. Ainsi cette architechtonique est-elle soumise, comme nous l'avons déjà indiqué, à des circuits régulateurs pour les divers niveaux et d'organisation, l'intégration, et pour l'ensemble du système considéré.

- Loi de développement analogique des flux énergétiques

Cette force suscite encore par résonance des isomorphismes pour un même niveau d'organisation, qui vont retentir sur le sens d'un phénomène vécu. Elle incite aussi à des homéomorphismes pour les différents niveaux d'organisation, impliquant alors des distinctions de sens, sous peine de déviations ou d'erreurs graves dans les raisonnements. Ainsi assimiler des homéomorphismes à des isomorphismes peut conduire à des méprises, à un nivellement erroné de sens, voire à une inversion de ce sens, conduisant dès lors à un processus de perversion au sens étymologique du terme.

- Loi d'abduction

L'énergie psychique ne se distribue pas nécessairement sur un mode toujours similaire à lui-même. Elle est à l'origine d'émergences de formes diverses, lesquelles peuvent aussi s'écarter des formes précédentes et s'intégrer en des formes de plus en plus vastes. Celles-ci contribuent en rétroaction à forger une dynamique intégrative, à partir de circuits énergétiques intriqués, dynamique qui s'épanouit de plus en plus en contenant les formes préalables. Il en est ainsi des subsomptions qui conduisent le sujet à des vécus transcendants naturels ou spirituels, qu'ils soient normaux ou pathologiques.

- Règle de coaction des régulateurs avec les tensions énergétiques

Cette règle concerne le fonctionnement général du système et peut être encore évoquée pour la diffusion des flux énergétiques. Ainsi peut-on signaler la coaction des régulateurs avec les variations des tensions énergétiques, ce qui rend le système psychique instable (7, 49).

D'autres lois et règles seraient encore vraisemblablement à préciser, mais celles-là montrent déjà comment la force organisationnelle se déploie.

III- FORMATION D'ÉTATS PATHOLOGIQUES

Les flux dispensés par la source énergétique vont être modulés - sur un mode normal ou pathologique - sous l'influence de facteurs internes et externes au système et des automatismes qui en résultent.

Ils peuvent ainsi évoluer vers des formes pathologiques relativement stables ou vers des formes mouvantes, peu spécifiques, dues à la plasticité du système psychique et aux actions successives de ses fonctions régulatrices. Ces troubles vont ainsi prendre des formes plus ou moins figées allant de troubles bien structurés - ayant permis de distinguer des syndromes et des entités représentés par des modèles bien établis - jusqu'à des troubles vécus partiels et mobiles au diagnostic parfois incertain.

1- Survenue des troubles mentaux

La force qui résulte de cette source va ainsi distribuer l'énergie de façon variable selon les situations individuelles, environnementales, et les résistances rencontrées.

Face à des tensions ou à des polarisations énergétiques excessives, survenues spontanément ou en rapport avec le milieu, des attractions vont se former. Celles-ci vont susciter des réactions qui rétabliront plus ou moins l'équilibre énergétique du système. Et si l'action de ces formations régulatrices d'énergie (appelées régulateurs) ne parvient pas à rétablir cet équilibre, des bifurcations énergétiques se produiront. Les circuits créés seront dès lors perturbés, déséquilibrant le fonctionnement du système, situation qui se traduira dès lors par des troubles mentaux.

La nature et le rôle de ces attracteurs, régulateurs et bifurcations énergétiques, qui seront précisés ultérieurement (chapitre III), interviennent ainsi directement dans la formation des divers types de troubles mentaux. Ces facteurs tiennent un rôle capital pour une meilleure compréhension de la formation des troubles, leur distinction et leur classification.

2- Mise en forme des troubles mentaux

Elle dépend déjà du site où ces bifurcations se manifestent dans l'architectonique psychique.

Ainsi les ***niveaux d'organisation*** pris en compte tiennent un rôle appréciable dans les formes pathologiques observées. Les dérèglements de chacun d'eux peuvent ainsi permettre l'expression de troubles plus spécifiques qui orientent la thématique des troubles.

Au *niveau somato-instinctif,* les troubles se traduisent ainsi par des manifestations apparemment physiques (excitation ou ralentissement de la motricité, troubles sexuels, pulsions, inhibition motrice ou sensorielle…).

Au *niveau émotionnel,* se manifestent surtout des troubles neurovégétatifs altérant le fonctionnement des divers appareils sensitifs et sensoriels : circulatoire, respiratoire, visuel, auditif, olfactif, toucher…

A*u niveau affectif,* les troubles concernent avant tout les sentiments ; ils vont sous-tendre et activer les formations sus-jacentes s'exprimant notamment dans les conduites pathologiques et les délires : amour, attirance, aversion, répulsion, haine…

Aux *niveaux intellectuels,* vont correspondre des représentations mentales et des automatismes idéiques qui interviennent notamment dans les troubles névrotiques (phobies, obsessions…) ; des synthèses mentales, notamment observables dans les troubles psychotiques (délires) ; des conduites esthétiques et éthiques observables en toute pathologie (notamment les perversions).

Le rôle des intégrations n'est pas moins important. Selon les liens établis entre ces divers niveaux, des intégrations multiples, simples ou complexes, se font suivant une combinatoire propre à chaque sujet et à chaque situation, formant les soubassements fonctionnels des troubles psychiques vécus et observés. D'innombrables organisations pathologiques peuvent ainsi se constituer, alliant de façon variée et variable les phénomènes altérés répondant aux différents niveaux précités.

Les troubles intellectuels - aussi bien névrotiques que psychotiques - sont ainsi tributaires des altérations des structures sous-jacentes. Les uns sont en rapport avec des troubles des instincts ; les autres avec des troubles émotivo-affectifs et leurs intégrations. Ils peuvent encore retentir sur eux en rétroaction, témoignant ainsi de circuits complexes plus ou moins difficiles à défaire ou à supplanter, en fonction de la nature des facteurs intervenant sur les régulations ou les dysrégulations des différents niveaux concernés.

Autrement dit, toute atteinte d'un niveau d'organisation, perturbant les régulations du système, sera responsable de troubles pouvant être multiples. Il faut donc prendre en compte les facteurs d'ordre qualitatif et quantitatif concernant non seulement chacun des niveaux concernés, mais aussi leurs modes d'intégrations internes propres au sujet et externes à lui. Ainsi la persistance d'un facteur pathogène de milieu pourra-t-il s'avérer capable de susciter des réactions en chaîne, en bloquant au départ une pathologie réactionnelle qui, en d'autres circonstances, pourrait être aisément réductible avec la suppression du facteur causal. L'exemple en est le sujet en perte d'emploi, sans perspective d'en retrouver un autre, qui sombre dans l'alcoolisme, dont l'état se dégrade progressivement, suscitant des drames familiaux, ce qui le conduit à la séparation conjugale et à la perte de son domicile, processus qui atteint nombre de sujets sans domicile fixe.

3- Modélisation des structurations pathologiques

Les formes pathologiques en voie de structuration sont ainsi constituées de regroupements de symptômes plus ou moins caractéristiques que le clinicien modélise à partir de ses référentiels acquis et retenus. Et comme il existe des regroupements symptomatiques prédominants à thématiques différentes, l'ensemble des dysfonctionnements a été l'objet de distinctions, de séparations, de classifications visant à fournir des types pathologiques dominants, auxquels peuvent être rattachées des formes voisines. Selon les liens et les référentiels retenus, différentes modélisations deviennent ainsi possibles. Elles vont des formes bien circonscrites, relativement figées par la psychiatrie classique et néo-classique, à des formes fluentes ouvertes centrées sur leurs grands invariants fonctionnels, comme le montrent les recherches cliniques dynamiques psychopathologiques.

Ainsi peut-on retrouver les formes dominantes classiquement reconnues, qui répondent à des processus diversement organisés d'excitation, de dépression, de déstructuration, de délires à structures variées… désignés par les termes classiques de « manie », « mélancolie », « confusion mentale », « schizophrénie », « bouffée délirante polymorphe », « paraphrénie », etc. En fait, celles-ci ne sont jamais que de modèles plus ou moins typiques de regroupements de processus divers se manifestant par des ensembles de symptômes apparents, de facteurs étio-pathogéniques et évolutifs plus ou moins spécifiques.

Il s'ensuit qu'il n'y a pas nécessairement de contradiction formelle entre une nosologie fondée sur des syndromes et des entités et une conceptualisation envisagée par des associations de processus, les deux options s'avérant en continuité ; il n'y a le plus souvent que des attitudes subcontraires. Les oppositions apparentes tiennent aux référentiels adoptés (maladies mentales en psychiatrie classique, fréquence statistique d'items positifs et négatifs pour les DSM, intégrations d'invariants fonctionnels pour les approches constructivistes…). Dans bien des cas, des rencontres entre ces types d'approches peuvent fort bien se manifester. Il ne s'agit donc pas d'opposer radicalement les approches classiques, critériologiques, constructivistes ou autres, dont les objectifs ne sont pas identiques, mais de recourir aux référentiels qui s'avèrent les plus performants pour une connaissance plus approfondie des troubles, aux fins des meilleures actions thérapeutiques possibles.

Chapitre II

LES MOYENS DE CONNAISSANCE

Directement liés à la force énergétique originelle, les moyens de connaissance adoptés vont des démarches classiques à des démarches modernes plus spécifiques, de référentiels informels à des modes de pensée plus rigoureux, de notions réflexives figées à des ouvertures intuitives qui jaillissent lors de l'inhibition des formes déjà constituées.

A- NOTIONS GÉNÉRALES

En toute discipline, les connaissances sont intimement tributaires de la nature de leur champ d'étude, des référentiels adoptés, et des outils de pensée utilisés à cet effet. En psychiatrie, discipline qui concerne l'ensemble des dysfonctionnements du système psychique, il faut encore tenir compte des interrelations des outils de connaissance avec le patient et le milieu, ainsi qu'avec les projections qui en résultent.

Dans le cas d'une approche interdisciplinaire, il faut donc préciser la nature spécifique des objets d'étude, afin de recourir aux outils les plus adaptés. Autant les vécus sensibles restent souvent difficiles à préciser, autant les automatismes de pensée qui sont analysables par des moyens logiques peuvent être mieux cernés. En outre, le champ d'étude interdisciplinaire s'étend peu à peu au rythme de la progression des diverses disciplines. Il incite donc l'observateur à élargir progressivement sa palette de connaissance pour mieux préciser la nature des liens entre les diverses disciplines considérées.

La connaissance pose déjà en soi un problème important. Connaître est, selon « Le Robert », « avoir une idée plus ou moins complète et précise de quelque chose ». Il s'agit donc en quelque sorte pour l'observateur d'identifier autant que possible sa capacité de connaissance à son objet d'étude. De ce fait, une boucle dynamique allant de l'observateur à l'objet - et réciproquement - s'établit, tout en se modifiant progressivement au fur et à mesure de sa progression par la prise en compte de nouvelles informations issues des échanges entre le l'observateur et l'objet d'étude (13) (Fig. 8).

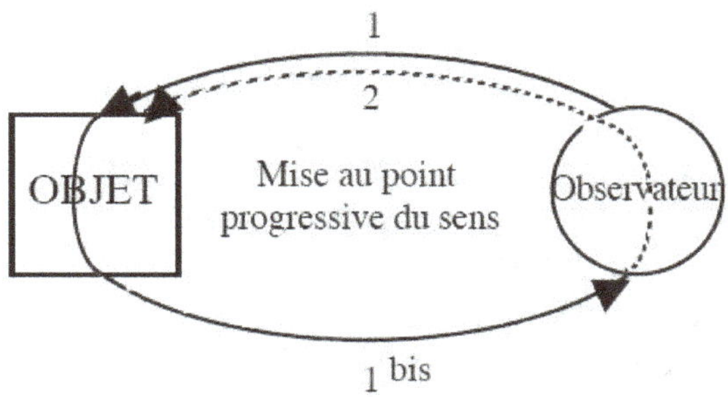

MODIFICATIONS DE LA
BOUCLE HERMÉNEUTIQUE

Figure 8

La connaissance devient alors progressivement la projection sur un objet à connaître des propres flux de la force organisationnelle qui concerne l'observateur. Il n'y a donc pas de connaissance sans force organisationnelle, de force organisationnelle sans mouvement, et de mouvement sans orientation intentionnelle.

Par cette boucle herméneutique, la connaissance conduit ainsi à réduire progressivement l'espace-temps qui sépare l'objet à connaître et l'observateur et, par suite, à envisager plusieurs espace-temps témoins de la dynamique structurelle du système psychique. Cette connaissance reste donc assimilable à la distribution énergétique qu'effectue la force organisationnelle, notamment pour son développement spatio-temporel.

De ce fait, toute connaissance débute par des flux sensibles issus de capteurs. Ces flux s'intègrent progressivement à des flux sensitivo-rationnels, puis logiques, avant de s'approcher, voire de s'identifier de façon abstraite aux traits essentiels de l'objet d'étude. Ce phénomène a pour conséquence d'induire chez l'observateur une attitude particulière envers le sujet observé (l'empathie).

Toutefois, il existe une exception à ce cheminement de pensée. C'est la connaissance intuitive qui, par suppression des relais successifs rencontrés par les flux énergétiques originels, raccourcit le temps et la distance entre les capacités de connaissance de l'observateur et l'objet à connaître.

Il s'ensuit qu'en psychiatrie, l'analyse des outils de connaissance devient la porte d'entrée naturelle de la connaissance des troubles mentaux étudiés. Elle conditionne l'édification de cette discipline, les raisons de ses rapports avec les autres disciplines, la complexification progressive du savoir et l'architectonique de ce dernier. Ceci explique aussi la multiplicité des outils de connaissance et leur application variée en fonction de la nature des composants des troubles étudiés.

Pratiquement, cela revient à lister les outils de pensée et les techniques avancées en partant des composants sensibles les plus élémentaires pour aller vers des outils plus rigoureux et plus abstraits, logiques et théoriques, suscitant par là un savoir aussi large et cohérent que possible.

À cet effet, il faut déjà souligner la stratégie de connaissance qui oriente le recueil des données ; les meilleures conditions possibles de rencontres entre le patient et l'observateur, d'où l'importance de l'attitude du clinicien qui retentit sur sa relation avec le patient ; et les rapports entre les dynamiques de pensée et leur expression langagière, qui sont essentiels pour une bonne signification des données émergentes.

I- STRATÉGIE DE CONNAISSANCE

Cette stratégie peut être envisagée en trois temps.

Compte tenu de la complexité du trouble mental, elle implique déjà une *perspective d'ensemble* qui impose un passage du réel au virtuel par un recours à des abstractions successives, avant d'envisager une représentation globale d'une voie directrice de progression.

Elle doit encore *préciser les obstacles épistémologiques*, afin de les dépasser ou les contourner.

Enfin, elle vise une *modélisation des troubles fondée sur leurs invariants.*

1- La perspective d'ensemble

Schématiquement, le trouble mental se présente sous trois facettes complémentaires : l'une externe qui sert à le décrire ; l'autre interne qui vise à préciser sa nature et sa structure ; la dernière recherchant les causes qui témoignent de sa dynamique première originelle.

La première traduit les différentes formes apparentes du trouble, définies selon les référentiels retenus. Elle a été l'objet de la psychiatrie classique et néoclassique ; elle résulte de logiques naturelles qui s'appuient notamment sur des analogies d'intensité variée et sur les principes d'identité, de non-contradiction, et de tiers exclu.

La deuxième facette, cachée, concerne les flux psychiques interactifs sous-jacents qui déterminent notamment la fixité ou la mobilité du trouble. Elle se précise notamment à l'aide d'une logique du flou ou du principe d'un tiers inclus, voire d'une logique des contraires qui vise à mieux saisir les divers aspects vécus et leurs invariants.

La troisième est la source énergétique virtuelle en cause qui anime les précédentes pour constituer le système psychique et ses troubles par ses multiples distributions possibles et les intégrations qui s'ensuivent. Elle est la sève des structures établies chez le patient et des démarches de connaissance de l'observateur. Elle permet d'envisager une nouvelle perspective qui renverse l'approche initiale en allant du champ énergétique psychique et des lois organisationnelles vers la constitution de flux pathologiques et de formes innombrables, lesquels se délimitent, s'avèrent mouvants, ou même se transforment. Cette énergétique se diffuse au travers d'innombrables intégrations, constituant une force qui anime les flux psychiques dotés de propriétés différentes selon les niveaux concernés (somato-instinctifs, émotivo-affectifs, intellectuels, esthétiques, éthiques). Une force trans-intégrative, évoque encore des transcendances, et se manifeste par des échelles spatio-temporelles différentes selon les niveaux intégratifs concernés.

En somme, il convient de passer d'un monde réel perceptible à un monde virtuel fondé sur des invariants, en allant de démarches sensibles vers des abstractions successives, comme le rappelle la loi du plus ample informé évoquée précédemment. Ceci vaut pour les divers « objets » de connaissance, qu'ils soient d'ordre biologique, psychique, ou sociologique.

a) Passage du réel au virtuel

La clinique psychiatrique classique concerne avant tout des phénomènes directement observables. L'objectif du clinicien est ainsi de saisir le trouble en partant d'une attitude empirique descriptive première concernant ses apparences. Une clinique plus moderne consiste à extraire par des abstractions successives les invariants qui constituent les infrastructures du trouble et sa nature profonde.

Il convient ainsi d'aboutir à une représentation virtuelle aussi congruente que possible avec la réalité vécue. Les moyens vont alors des démarches empiriques sensibles et rationnelles connues à de nouvelles démarches rationnelles plus abstraites, aussi rigoureuses que possible, destinées à faire surgir des invariants fonctionnels qui se cachent derrière les obstacles sensibles et rationnels de la pensée. Il s'agit ainsi de fournir une représentation, aussi globale et fonctionnelle que possible, des perturbations dynamiques du fonctionnement psychique.

Cette représentation dynamique peut dès lors aider à délivrer l'observateur des formes virtuelles figées qui l'empêchent de s'adapter à tous les dysfonctionnements psychiques possibles. Elle lui offre des repères fonctionnels, dont les combinaisons et les superpositions lui permettront de traduire les réseaux bouclés et complexes qui sous-tendent le trouble mental.

La première approche du trouble apparent est ainsi relativement facile, restant éminemment descriptive. C'est *la mise en forme classique* qui consiste à transcrire ses symptômes, son évolution et son étiopathogénie. Elle correspond aussi à *la mise en forme critériologique* qui consiste à donner aux divers observateurs des axes de référence avec des items positifs et négatifs ; elle facilite ainsi une approche objective et statistique du trouble, mais laisse aussi subsister des différences sémiologiques, voire des oppositions qualitatives de sens, faute de pouvoir bien reconnaître les infrastructures du trouble.

Sa transcription dynamique implique ainsi *une mise en forme nouvelle*, restant d'abord axée sur les apparences du trouble, mais comportant aussi une idée de progression, d'avancement. Pour que cette transcription soit cohérente et congruente avec les réalités observées, il faut en préciser le langage, donner un sens défini aux mots utilisés, suivre un même type de démarche. Cependant, les démarches habituelles ne suffisent pas toujours pour résoudre toutes les difficultés rencontrées.

Il faut donc recourir à une stratégie nouvelle qui répond à la loi d'épistémologie générale du plus ample informé évoquée préalablement ; elle sera le filin assurant la progression de cette connaissance. Rappelons ainsi que plus l'observateur abstrait des invariants à partir des réalités observées, plus il s'enfonce en celles-ci et plus il parvient à saisir les infrastructures essentielles du trouble, élargissant ainsi le champ de connaissance. C'est ici recourir à un choix théorique délibéré. Le choix de théories universellement reconnues (notamment logiques et mathématiques) permet alors d'élargir le champ d'investigation et d'assurer une fidélité inter-juges recherchée en critériologie.

Ce passage d'une description de la réalité vécue à une perspective virtuelle du champ psychiatrique a débouché ainsi sur la notion d'une psychiatrie théorique (26), et a permis d'envisager une synthèse des divers courants psychiatriques existants à l'époque (28).

b) Le recours aux abstractions

La stratégie nouvelle adoptée consiste à préparer l'approfondissement et l'élargissement des connaissances par des démarches abstraites permettant plus aisément d'organiser la suite de cette progression. C'est ici recourir à un choix théorique délibéré d'organisation. Nous sommes donc bien loin de l'athéorisme de la critériologie, mais l'avantage est appréciable. En effet, la théorie - surtout si elle est d'ordre logicomathématique - peut avoir une consistance qui, par sa cohérence interne et sa congruence avec les réalités, reflète de près les automatismes vécus étudiés. Le choix de ces théories logico-mathématiques universellement reconnues, applicables aux automatismes du fonctionnement psychique, permet de renforcer d'une autre façon une fidélité inter-juges.

Nous avons ainsi obtempéré à la nécessité d'une construction progressive de la connaissance en psychiatrie, fondée sur une suite d'invariants fonctionnels détectés par des analyses comparatives et différentielles. Leur existence au sein de diverses disciplines nous a permis de suivre un cheminement intégré continu menant à une connaissance ascensionnelle. Une vingtaine d'étapes de recherche clinique, méthodologique et épistémologique, auxquelles a répondu à chaque fois un nouvel ouvrage, nous a ainsi conduit à envisager une figure métaphorique qui permet de traduire la stratégie retenue pour s'élever vers un sommet virtuel méconnu (Figure 9).

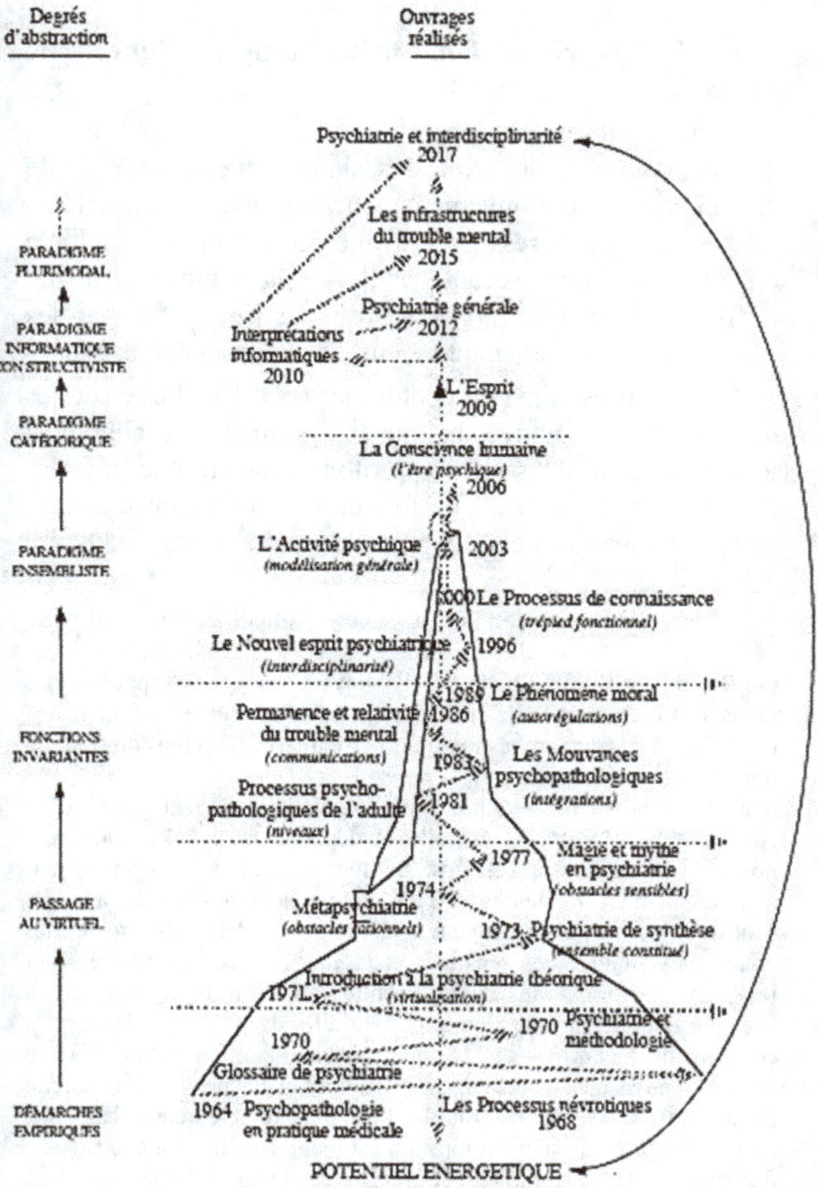

PIC DE CONNAISSANCE

Figure 9

c) La représentation métaphorique d'une voie directrice

Cette représentation peut en effet faire appel à des analogies nombreuses avec l'escalade virtuelle d'un pic de connaissance. Au mouvement en action dirigée, s'associe en effet l'idée de progression, d'avancement. Celle-ci implique un effort et une volonté d'élever la connaissance en l'affinant de plus en plus, ce qui se traduit ici par les démarches abstraites adaptées aux difficultés rencontrées[11].

L'objectif est ainsi de contourner les difficultés et de les dépasser par de nouveaux moyens permettant d'aller plus loin dans la connaissance approfondie du trouble, c'est-à-dire en gravissant à chaque fois un échelon supplémentaire de cette connaissance. Ceci rappelle la notion de niveaux qui

---

[11] Métaphoriquement, certains passages, particulièrement difficiles, défient les lois naturelles de progression. Ils impliquent alors des moyens de dérivation. En ces cas, ils doivent se créer des appuis et des relais artificiels pour franchir des obstacles apparemment infranchissables grâce à des démarches logiques particulières (logiques du flou, du tiers inclus, des contraires...).

Une telle métaphore évoque ainsi comment il devient possible de contourner des obstacles difficiles à dépasser pour ouvrir une voie nouvelle, et aboutir à ses fins, ou tout au moins s'en approcher. Analogiquement, rappelons que les premières étapes représentées ici sont descriptives ; elles peuvent se contenter de démarches naturelles empiriques analogiques sensibles et logiques classiques centrées sur les principes d'identité, de non-contradiction, et d'un tiers exclu. Lorsque l'application des logiques naturelles devient trop aléatoire, il convient de recourir à des logiques probabilistes, voire du flou qui incitent à envisager un principe de tiers inclus. Et lorsque l'on se rend compte que la nature du trouble n'est plus directement saisissable, qu'elle concerne des oppositions, on est incité à recourir à une logique des contraires pour compléter et préciser davantage les données. C'est ainsi quitter le terrain d'une réalité sensible immédiate pour opérer dans un domaine virtuel où l'on imagine les diverses situations possibles (tiers exclu, tiers inclus, opposition ou contradiction partielle ou totales…).

intéresse aussi bien le vécu du sujet observé que le fonctionnement intellectuel de l'observateur. C'est aussi introduire implicitement les notions de spatialité et de temporalité psychique qui n'ont aucun caractère figé, mais qui sont variables selon les niveaux concernés et la subjectivité retenue, tant du sujet observé que de l'observateur.

2- Les obstacles épistémologiques

Avancer dans la connaissance ne se fait pas sans rencontrer des obstacles propres aux processus la concernant. Ils tiennent notamment au langage utilisé, à la stratégie envisagée, aux démarches et théories retenues, etc.. Rappelons que G. Bachelard les dénommait par l'expression « obstacles épistémologiques » (2). Nous avons montré qu'ils concernent aussi bien les démarches sensibles (30) que rationnelles (28), telles l'hyperspécialisation actuelle, la protocolisation des soins (P. Houillon). En reconnaissant et en précisant chaque type d'obstacle, il sera plus aisé au clinicien de les contourner au fur et à mesure qu'il les rencontrera sur son chemin.

En effet, le passage du monde observé à un monde virtuel se fait grâce à des démarches rationnelles logiques et à des abstractions qui vont permettre d'avancer dans la connaissance. Celles-ci doivent notamment assurer en principe la cohérence des données obtenues, et une congruence suffisante avec les phénomènes étudiés. Or, suivant les démarches et les théories de référence retenues les résultats diffèrent. Chaque démarche, chaque théorie, a ses avantages et ses limites. Ainsi devons-nous voir ceux des raisonnements ensemblistes et, par rapport à eux, l'intérêt du recours aux démarches catégoriques (39, 44, 49). De même, les logiques, même les plus rigoureuses, peuvent constituer en elles-mêmes un obstacle face au vécu du patient, ce vécu n'étant pas réductible à ces seules démarches (35, 43, 44).

Il en est de même pour les démarches analogiques sensibles que l'on retrouve dans la pensée mythique et les conduites magiques. Elles infiltrent aussi bien la pensée du patient que celle de l'observateur. Aussi doivent-elles être reconnues et détectées dans la formation et la connaissance des troubles, car elles peuvent s'avérer sources de biais et d'erreurs dans les approches du clinicien et les théories de référence utilisées. Utiles pour comprendre les divers vécus pathologiques, notamment leur thématique, elles constituent aussi en elles-mêmes d'autres obstacles par les biais qu'elles peuvent introduire dans les raisonnements du clinicien. Une fois définies, le clinicien pourra mieux en prendre conscience et s'en affranchir au fur et à mesure de sa progression.

Il convient donc de bien préciser ces divers obstacles sensibles et rationnels, d'en montrer les propriétés, afin de les reconnaître, de les contourner et donner libre cours à des recherches plus adaptées au fonctionnement psychique et aux troubles qui en résultent.

3- Modélisations à établir

Une fois les obstacles épistémologiques précisés et contournés, tenant aux propres démarches de l'observateur, celui-ci peut tracer son cheminement de façon plus assurée.

Par une suite d'abstractions établies à partir de ses diverses expériences concernant les troubles rencontrés, il peut alors faire surgir des invariants qui vont servir à construire des modèles du fonctionnement psychique et de ses troubles.

Ainsi avons-nous vu que l'observateur peut se donner une représentation générale abstraite de la structuration psychique en divers niveaux d'organisation et de leurs dysfonctionnements.

Dès lors, il peut évoquer une intégration qui répond à une architectonique approximative organisée du système psychique en fonction d'une attitude théorique logique approchant la réalité observée. Nous verrons ainsi les différences et les intégrations successives que constituent les phénomènes somato-instinctifs, émotionnels, affectifs, et intellectuels, leurs correspondances avec le développement des structures cérébrales, et l'aide organisatrice conceptuelle que peuvent fournir à ce sujet les théories logico-mathématiques (notamment ensemblistes et catégoriques)

De même, l'analyse des liens entre ces diverses formations pourra mettre en évidence des propriétés intéressant les dysfonctionnements du système psychique. Ceux-ci concernent notamment les communications internes et externes avec le milieu, le fonctionnement rétroantéroactif en boucles locales et générales, les régulations internes et externes.

Ces modélisations abstraites restent éminemment qualitatives, mais elles permettent déjà de mieux approcher la structuration des troubles et de préciser leurs composants.

Ce cheminement d'ensemble incite ainsi à mieux saisir la globalité du trouble mental dans ses formes apparentes et ses infrastructures. Néanmoins, il n'effectue par là qu'un travail décapant la complexité du trouble ; il ne tient pas encore suffisamment compte de ses dynamiques internes.

Il ne demeure pas moins que si cette nouvelle voie d'approche permet théoriquement de mieux pénétrer dans la connaissance du trouble mental, il convient encore de préciser les démarches utilisées pour la rendre efficace et utilisable dans la pratique quotidienne. A cet effet, il est important de préciser les rapports de la pensée et du langage.

II- L'ATTITUDE DU CLINICIEN

Pour que cette stratégie soit pleinement efficace, elle impose une relation aussi favorable que possible avec le patient. En effet, l'étude des troubles mentaux passe implicitement par cette relation. De ce fait, sa qualité influe donc immanquablement sur la connaissance qui en résulte. Plus le clinicien s'identifiera à son patient, meilleure sera sa capacité de connaissance. Il ne faut donc pas biaiser cette rencontre par une attitude inadaptée, soit par excès d'émotivité ou d'affectivité, soit au contraire par indifférence ou froideur apparente, d'autant que les résultats obtenus restent souvent l'effet d'une projection des référentiels de l'observateur.

1- Nature de l'attitude à choisir

Dans une relation de type psychanalytique, l'attitude de « neutralité bienveillante » de l'observateur tient aussi compte des attitudes de transfert du patient sur son analyste, sans omettre celles de contre-transfert de ce dernier sur son patient.

Dans une relation à visée objective, il faut certes rester également aussi neutre et bienveillant que possible, mais surtout inspirer confiance au patient en sachant se mettre à sa place devant les situations évoquées. Il en est ainsi en adoptant, autant que possible, une attitude d'empathie[12].

L'empathie est impliquée par la nature même des circuits en boucles du processus de connaissance. Elle serait pour certains en rapport avec les neurones-miroirs. Elle relève aussi de composantes éthiques générales, sensibles et intellectuelles, de la disponibilité naturelle et professionnelle du clinicien, ainsi que de la bonne volonté du patient qui se confie à lui.

---

[12] L'empathie « fait ressentir intérieurement les émotions et sentiments de l'autre. Elle se distingue de la sympathie, qui est compréhension et accompagnement des sentiments d'autrui, sans implication d'un vécu identique. La sympathie maintient une distance que l'empathie abolit » (M.-L. Lacas-Mondzain) (58).

En fait, l'attitude souhaitable à adopter n'est pas toujours facile à préciser et à établir. Elle peut varier selon les cas, les moments, et les réactions du patient, visant en fait des objectifs différents.

2- Nécessité de l'empathie

D'un point de vue intellectuel, il est facile d'admettre que pour se développer les démarches rationnelles ont tout intérêt à entrer en résonance avec le champ énergétique sensible qui les sous-tend, afin d'établir une harmonie entre les divers composants du système psychique. Une fois ouvert le champ des contraintes sensibles, il devient alors permis au clinicien de développer au mieux les diverses formes possibles de raisonnement logique, notamment les plus performantes.

Il y a plusieurs raisons d'adopter cette attitude - que l'observateur se situe dans une perspective humaniste, pragmatique, ou scientifique. En effet, ces perspectives se déclinent à l'aide de démarches adaptées à chacune d'elles. Vouloir se mettre à la place de quelqu'un procède d'une volonté de partager avec autrui une situation vécue pour mieux la comprendre ; ce peut être aussi une tactique justifiée pour solliciter la confiance d'autrui, afin d'obtenir le maximum d'informations possibles ; ce peut être encore une façon de considérer le sens le plus exact possible d'une donnée exprimée par le sujet, ce qui relève aussi de démarches logiques et critiques. On peut encore lui adjoindre des considérations d'ordre moral qui incluent alors des facteurs sensibles, agissant sur un autre registre. Quoi qu'il en soit, cette empathie est sans doute l'attitude la plus adaptée en psychiatrie ; elle demeure capitale, s'avérant l'un des soutènements de tout acte de connaissance clinique et de traitement.

3- Mode d'action d'une attitude empathique

Toute rencontre entre le clinicien et le patient doit s'effectuer - sauf cas d'agitation extrême du patient - dans une ambiance de confiance, et ceci, quel que soit le mode d'approche considéré. Aussi convient-il de la susciter par une attitude de bienveillance, afin d'établir le meilleur contact possible et permettre le recueil d'un maximum de données. Il est en effet indispensable que le patient ait une impression favorable du médecin auquel il va se confier.

Sans empathie suffisante, il serait vain d'attendre du patient qu'il se confie sans réserve. Il garderait pour lui ses vécus les plus intimes, et le clinicien n'obtiendrait que des données insuffisantes risquant de fausser d'emblée toute étude du dysfonctionnement psychique.

Le premier contact avec le patient est ainsi important pour la suite du recueil des données. Meilleur sera-t-il, plus l'ouverture du sujet indispensable à une bonne investigation pourra être espérée. C'est donc une relation globale d'ouverture qui doit présider à la rencontre du patient et de son médecin, pouvant aussi bien favoriser les effets de cette rencontre et des traitements proposés que le bien-fondé du diagnostic établi.

Ceci n'empêche évidemment pas le rôle des démarches rationnelles qui reste important pour l'observateur et même pour le sujet malade, permettant à ce dernier de mieux comprendre ses troubles et de se prêter aux traitements capables d'y remédier. Toutefois, sans un appui suffisant sur un échange sensible positif, la rationalité s'avérerait improductive, tournant à vide ou butant sur des blocages impénétrables.

L'empathie permet ainsi de mieux s'adapter à une situation complexe où les affects et les sentiments éprouvés peuvent s'avérer sources de déformations du jugement et d'inhibition des démarches critiques rationnelles.

Pour que les démarches logiques puissent être bénéfiques, il faut donc qu'elles puissent se développer lors d'une ouverture sensible suffisante. À défaut, elles risqueraient fort de s'avérer inopérantes. Il y a donc un juste équilibre à respecter entre ces deux types de démarches, ce qui est le rôle de tout clinicien aguerri.

III- PENSÉE ET LANGAGE

La connaissance reste enfin tributaire des moyens d'expression utilisés, en particulier des rapports entre la pensée et le langage.

Or, la pensée et le langage semblent faire corps. La pensée s'exprime par le langage ; elle contribue à le former et le développer, utilisant ses représentations ; le langage pour sa part permet, à son tour, à la pensée de se développer. Tous deux constituent ainsi un couple formant une vaste boucle rétroantéroactive.

En fait, il convient de les distinguer, car leur mode de formation, d'évolution, et leur rôle ne sont pas identiques, même s'ils sont coactifs (44). En effet, une fois apparu, le langage suscite la pensée, pouvant aussi bien l'enrichir que la déformer.

Nous ne reprendrons pas ici leur étude détaillée qui nécessiterait à elle seule tout un ouvrage, mais en soulignerons quelques notions principales permettant de mieux comprendre les pathologies observées.

1- Mode de formation

La ***pensée*** résulte des mouvements des flux moteurs et psychiques qui s'établissent dès la naissance par une suite intégrée d'organisations instinctives et motrices, émotionnelles et affectives, puis représentatives imagées, automatisées, pour se réfléchir enfin sur elles-mêmes et former des synthèses mentales. Ces organisations fonctionnelles structurées forment des ensembles de boucles énergétiques qui s'intègrent les unes aux autres, elles-mêmes étant en communications permanentes avec les flux énergétiques de l'environnement.

Ainsi la pensée relève-t-elle de blocs d'information perçus par les fonctions sensorielles (vue, ouïe, odorat, cénesthésie…) qui vont se mettre en place, puis s'épurer progressivement sous l'effet de communications répétées avec le milieu. La systématisation des interrelations entre l'individu et l'entourage, au sujet des mêmes objets et des mêmes situations, conduira à élaborer des règles de fonctionnement, celles-ci incitant à échafauder progressivement des modes de pensée.

Le ***langage*** est pour sa part une structure fonctionnelle qui se forme parallèlement chez l'enfant, mais avec un peu de retard sur la pensée (44). Il dépend des liens complexes avec les flux de cette pensée en formation ; il exprime celle-ci par l'intermédiaire de sons formés par l'appareil phonatoire, ce dernier inspirant et expulsant l'air pour constituer progressivement des mots par les vibrations qui en résultent. Toutefois, certains auteurs l'attribueraient à la fonction visuelle, la lecture étant essentiellement un processus visuel indépendant de la parole (Dehaene et coll.) (9). Une fois formé par les premiers flux de pensée, le langage se développe en servant d'appui au développement de cette dernière qui s'en empare pour créer des formes multiples : ensembles ordonnés de mots, de phrases, de représentations imagées, de constructions imaginaires.

Langage et pensée vont ainsi de l'un à l'autre, créant en permanence des liens bouclés qui témoignent de leur ***coactivité***. Cependant, leur différence de développement se manifeste très tôt. Chez le nourrisson, le sens des mots apparaît inadapté à la pensée qui n'est pas encore suffisamment développée, tel ce bébé qui appelait papa tout homme rencontré dans la rue lui évoquant le sien ; chez le jeune enfant, le mot peut être encore déformé tout en étant adapté au sens du concept évoqué, tel cet enfant évoquant un spectacle qui le désignait par le terme « pestacle » malgré plusieurs corrections établies auparavant par les parents.

Toutefois, une même pensée peut s'exprimer par un langage prenant différentes formes selon les habitudes culturelles de l'individu. Le trouble mental peut ainsi porter sur les deux organisations (langage et pensée) ou de préférence sur l'une d'entre elles. Un exemple en est la « schizophasie » où le langage est détruit dans sa structuration grammaticale, le sens des mots, la forme même du mot ; il existe aussi une « pensée sans langage » dans certaines atteintes neurologiques centrales.

Dès lors, le langage se présente davantage comme un instrument que comme un élément de cette pensée en soi, bien qu'il serve aussi à la constituer, aidant à la former et par là pouvant l'influencer et l'orienter.

La clinique montre donc bien cette différence en soulignant que les éléments constitutifs initiaux de la pensée précèdent les flux qui forment le langage. Celui-ci va ensuite traduire cette pensée, puis se développer pour son propre compte, contribuant enfin à enrichir cette dernière qui va s'appuyer sur lui en tant que représentation.

2- Différences évolutives possibles

Du fait de la différence originelle entre la pensée et le langage, leur évolution n'est pas toujours nécessairement unitaire. Le langage peut se développer dans un sens différent de celui de la pensée, altérant alors cette dernière en lui faisant perdre son sens originel. Sous l'influence des liens qui se créent avec l'entourage et le milieu, qu'il soit éducatif, social, et/ou culturel, des tensions, voire des divergences, peuvent survenir. Leur coactivité subsiste certes, mais le langage peut fort bien ne plus adhérer à la pensée qu'il exprime. Par exemple, l'usage mal venu de mots impropres ou polysémiques peut trahir ou déformer la pensée. Ce fait banal peut être involontaire, ou au contraire voulu, délibéré, lorsque la pensée est sujette à une orientation déviée. Cette discordance peut ainsi prendre une dimension éthique conduisant à inverser la hiérarchie des valeurs et entraîner l'individu dans un processus de perversion au sens propre du terme.

Un processus de perversion peut ainsi s'établir à tous les étages de l'architectonique psychique : instinctif, émotivo-affectif, intellectuel, esthétique, éthique... Il suffit par l'intermédiaire du langage d'établir des courants de pensée erronés pour affaiblir le sens des contrôles des niveaux supérieurs et faire régner progressivement et insidieusement ceux de niveaux sous-jacents. Un effet de bascule s'ensuit. Un nouvel ordre est dès lors institué. Les exemples ne manquent pas de nos jours et contribuent à fragiliser, voire à détruire l'ordre établi en nos sociétés respectives (violences, sexualité, conduites socioculturelles...). Ce processus qui a été longtemps considéré, et non sans raison, comme un trouble mental ou tout au moins du comportement, devient souvent conçu de nos jours comme une simple option du sujet normal libre de ses actes. Il resterait à savoir si l'architectonique psychique est un leurre de l'observateur ou au contraire une réalité qui caractérise le système.

Rappelons aussi que les études constructivistes informatiques d'un système de pensée artificiel vont tout à fait dans le sens d'une distinction entre les deux sous-systèmes (langage et pensée), tout en reconnaissant leur coactivité et leurs éventuels effets destructeurs sous prétexte de science et de logique formelle (6).

3- Nécessité d'une coactivité harmonique

Pour assurer une ligne de pensée cohérente, le langage doit donc être intimement lié à cette pensée, afin de lui donner un sens plus précis correspondant à la situation envisagée. Tout écart de sens entre eux ne pourrait que rompre l'équilibre harmonique du fonctionnement psychique et traduire un dysfonctionnement, que celui-ci relève d'une insuffisance de raisonnement, d'expression verbale mal venue, ou d'une pathologie.

Une fois établi, ce couple fonctionnel pensée/langage va par ses effets énergétiques participer à la formation d'une spatio-temporalité vécue, à celle des divers niveaux d'organisation et de leurs multiples fonctions. Il va ainsi accompagner la distribution énergétique et susciter des résonances analogiques qui seront progressivement contenues et contrôlées par des structures supérieures.

En d'autres termes, pensée et langage traduisent une co-évolution extensive de démarches initialement sensibles vers des démarches rationnelles qui s'affinent et se renforcent de plus en plus par des organisations toujours plus rigoureuses. Ces démarches passent ainsi de résonances analogiques à des enchaînements logiques, ainsi qu'à des structurations théoriques plus assurées qui s'ensuivent, lesquelles agissent à leur tour en rétroaction sur les données préalables.

Le couple pensée/langage s'avère ainsi en quelque sorte, d'un point de vue topographique, une vaste boucle énergétique spiralée qui se constitue, mais qui peut aussi s'autodétruire s'il n'est pas adapté aux faits observés et vécus.

Il resterait encore à savoir comment ces flux énergétiques et les informations drainées par eux vont prendre ***une signification***, puis ***un sens plus précis.***

Cette signification et ce sens ont été déjà envisagés avec J.-B. Grize (38). Ils se construisent à partir des perceptions, puis des phylums sensibles et rationnels, lesquels vont cerner d'aussi près que possible l'objet considéré. Cette signification va se traduire par un signe qui devient le signifié de cet objet. L'abstraction opérée à partir de ce signe traduit ainsi l'objet du signe qui est mis en rapport avec les facteurs activateurs sensibles et conceptuels de l'ensemble auquel appartient cet objet. Cette opération aboutit finalement au sens de l'objet considéré au sein de la masse d'informations perçues (Figure 10).

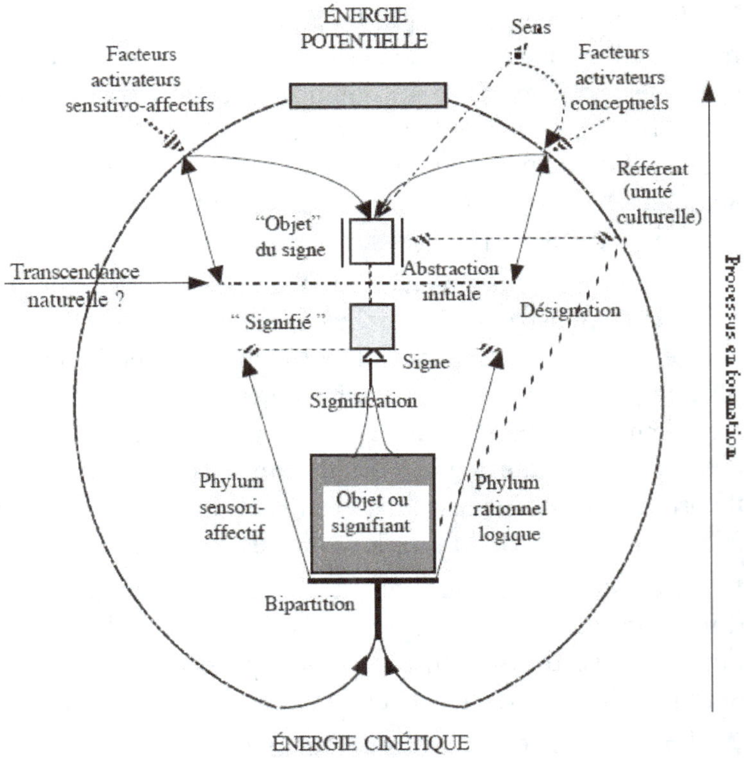

CONSTRUCTION DU SENS
DONNÉ À UN OBJET D'ÉTUDE
Figure 10

Ainsi le trouble mental étudié prend-il une signification globale en fonction des perceptions et des phylums de l'observateur qui va le traduire par un signe (ou un ensemble de signes), puis l'interpréter en fonction d'activateurs à la fois sensibles et conceptuels, notamment en situant l'objet abstrait représentant ce signe par rapport au référentiel adopté. Le diagnostic peut ainsi varier en fonction des facteurs activateurs.

B- FORMES DE PENSÉE UTILISÉES

Les formes de pensée en psychiatrie relèvent d'une complexité fonctionnelle sensible et rationnelle qui nécessite un minimum de représentations, si l'on veut préciser la véritable nature du trouble mental et ne pas se contenter de clichés trop approximatifs.

I- LES DÉMARCHES DE CONNAISSANCE

Il y a plusieurs niveaux de connaissance depuis les représentations sensibles les plus élémentaires jusqu'aux formes les plus intellectualisées, conformément à. l'architectonique du système psychique. Par là, cette connaissance est polymorphe et variée, superficielle ou approfondie, intimement dépendante des spatio-temporalités considérées, des outils utilisés, et des constructions mentales concernant l'objet d'étude.

Pour toute connaissance, le clinicien dispose de démarches sensibles et rationnelles qu'il peut appliquer à autrui et retourner sur lui-même, le but étant d'établir les meilleures résonances possibles avec la nature de l'objet étudié. C'est par une attitude recourant à une combinaison d'éléments et de démarches de nature différente que le trouble mental est pratiquement abordé.

Nous procéderons à l'analyse de ces moyens d'étude par paliers successifs en allant des facteurs les plus élémentaires aux démarches les plus intellectualisées et à leurs structurations les plus efficaces. Ainsi pourrons-nous avoir une meilleure compréhension de l'action dynamique polymorphe des moyens de connaissance clinique en psychiatrie, de la diversité des formes qui en résultent, et de la complexité d'une telle discipline.

1- Les facteurs de connaissance

Bien que les « briques » élémentaires de connaissance (perceptions, sensations, formes élémentaires...) ne représentent pas en elles-mêmes une connaissance à proprement parler, elles n'en constituent pas moins les matériaux nécessaires qui contribuent à préciser sa dynamique fonctionnelle. Elles s'orientent suivant une action générale directement liée à la force organisationnelle initiale.

Parmi elles, retenons déjà schématiquement les perceptions qui permettent l'accession au monde externe, interne et environnant, et qui vont susciter des sensations multiples. Celles-ci sont issues des pulsions premières (désir ou rejet, plaisir ou déplaisir) et de stimuli extérieurs ; elles vont provoquer des mouvements de bien-être ou de mal-être, voire des chocs émotionnels. Dès lors, surgit une suite de réactions multiples des divers sous-systèmes sensoriels, somato-instinctifs et émotionnels. Liés à des flux conditionnés et aux flux de circuits rétroactifs multiples sus-jacents, se forment alors les sentiments. Ainsi naissent les conduites affectives : sentiments de joie, de tristesse, d'amour, de haine, d'envie, de jalousie...

Du fait des vécus étudiés individuellement et marqués par les pulsions instinctives, les émotions, les affects, et les interrelations médecin-malade, les démarches de connaissance s'avèrent dans leur approche première d'ordre sensible, voire intuitif. Le sujet développe alors une fonction nouvelle ou aptitude à croire, encore appelée ***créditivité***. Les démarches rationnelles et logiques, fondées notamment sur des similitudes et des oppositions, viennent alors justifier, tempérer, voire corriger les croyances premières et les convictions établies. Croyances et convictions s'avèrent ainsi les deux facettes, à dominante sensible ou rationnelle, de cette créditivité.

a) Les ***ressemblances*** concernent des formes qui procèdent de perceptions ; elles impliquent une duplication dans l'espace et le temps, ainsi qu'un sens perçu d'une vague unité des phénomènes considérés. Le mot qui les traduit est lui-même formé par l'association d'une sensation apparente (« sembler ») et d'une répétition (« re- »). Cette construction prend ainsi un sens général. Elle se manifeste aussi bien dans le domaine objectivable que subjectif, mais n'a pas de caractère précis en elle-même. Elle ne permet pas de ce fait une connaissance suffisamment rigoureuse et encore moins une identification des formes considérées. Toutefois, elle peut mettre sur la voie d'une connaissance plus approfondie, en allant de perceptions à des démarches plus analytiques s'appuyant sur des analogies et des raisonnements. Elle incite encore à des comparaisons, sans pour autant suffire à constituer un raisonnement.

b) Les ***analogies*** sont aussi issues de rapprochements d'objets et de comparaisons par l'observateur. Elles évoquent un rapport entre deux ou plusieurs formes ayant en commun un certain nombre de caractères. Ainsi comportent-elles encore des ressemblances, en possèdent les propriétés, mais elles sont déjà plus spécifiques ; elles ne concernent plus les seules apparences liées aux perceptions, mais impliquent déjà une ébauche de raisonnement, de discours. De ce fait, elles résultent de circuits plus intégrés dans le fonctionnement du système psychique.

La connaissance sensible procède ainsi par ressemblances, résonances et analogies. Ces phases témoignent d'une action de pensée commune chez un même sujet ; elles s'inscrivent bien dans une même perspective, mais relèvent de niveaux d'intégration différents. Autrement dit, elles résultent d'un changement de niveau et d'état dans la connaissance et méritent, de ce fait, d'être différenciées.

On peut ainsi distinguer des analogies « faibles » portant sur un petit nombre de propriétés communes et des analogies « fortes » portant sur les rapports d'un grand nombre de ces mêmes propriétés. Et lorsque celles-ci paraissent s'étendre à l'ensemble des propriétés de l'objet étudié en prenant un même sens, elles tendent alors vers l'identité.

c) Les identités sont ici prises dans le sens « d'objets » tout à fait similaires. En effet, identique « se dit d'objets... parfaitement semblables tout en étant distincts » (Le Robert). Elles impliquent donc non seulement une duplication dans l'espace et le temps, mais aussi une équivalence de toutes les propriétés des phénomènes considérés et de leurs divers rapports intégrés.

Cependant, en psychiatrie, il est bien évident que cette situation reste du domaine de l'idéalité. L'identité est un phénomène éminemment intellectualisé, propre à un monde virtuel qui facilite le raisonnement, mais qui ne répond pas exactement à des vécus sensibles éminemment mouvants et variables d'un individu à l'autre.

2- Les circuits de connaissance

Face à un objet d'étude, l'observateur va utiliser ces facteurs de connaissance en circuits variés de façon plus ou moins expansive, sur un mode diffus ou intégré.

Dans le cas d'analogies faibles la connaissance se fait sur un mode éminemment sensible et mal structuré, ne pouvant tout au plus qu'apporter une approche superficielle de l'objet d'étude, fondée sur des ressemblances et des analogies.

Dans le cas d'analogies fortes, elle s'appuie déjà sur des circuits analogiques plus structurés. Et lorsqu'elle corrige et affine ces derniers par des abstractions visant à des identités, elle épure les données premières pour mieux les préciser et tendre vers leur nature profonde.

La connaissance du trouble mental s'est ainsi progressivement développée en psychiatrie. Rappelons qu'en partant initialement d'une ressemblance apparente des conduites pathologiques avec les forces du Mal, elle a ensuite eu recours à des analogies pour distinguer progressivement les grandes formes pathologiques. Ultérieurement, elle a envisagé des formes encore plus affinées et des discriminations à la recherche de leurs dynamiques sous-jacentes et d'éventuelles identités.

Ainsi se créent des circuits différents, des abstractions, et une structuration protologique, qui vont constituer progressivement des logiques différentes. Celles-ci se structurent de façon variée donnant lieu à des raisonnements différents devant s'adapter à la nature des objets d'étude.

3- La protologique

On ne passe pas directement des ressemblances ou des analogies à des démarches logiques. Celles-ci procèdent d'un ensemble dynamique organisé et même auto-organisé d'éléments perceptifs et abstraits, qui constituent une protologique capable de former des logiques différentes, comme nous l'avions envisagée avec J.-B. Grize (Figure 11) (35, 51).

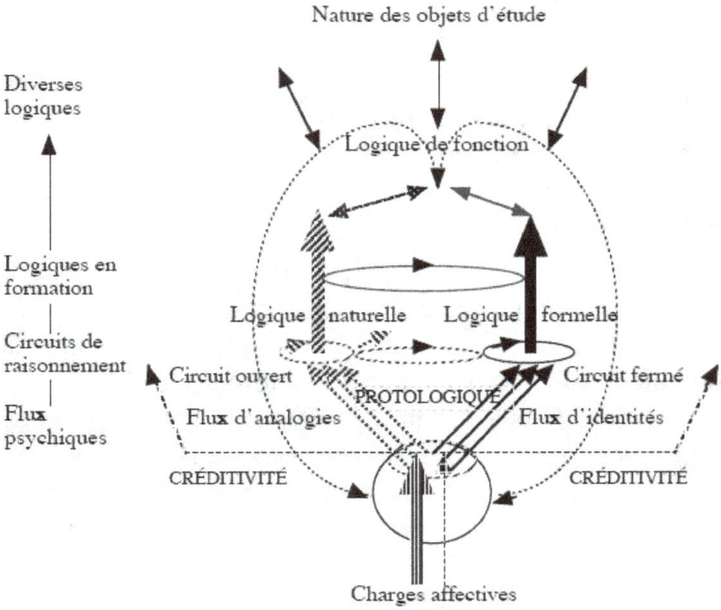

PROTOLOGIQUE

Figure 11

La force énergétique distributive va se manifester très tôt sous des formes dynamiques différentes sensibles chargées d'affects. Ces formes vont constituer des flux d'analogies faibles ou fortes (à base de composantes qualitatives) qui forment des circuits ouverts, et d'identités (à base de stimuli-réponses automatisés) qui participent à des circuits fermés. Ces circuits, grâce à des processus rétro-antéroactifs, seront constitutifs soit de constructions analogiques dans le premier cas, soit de constructions formelles dans le second. L'association des deux conduira à des logiques naturelles intriquant des éléments analogiques à des flux d'organisations formelles.

Ainsi se forme une logique de fonction qui est un mode rationnel de cheminement psychique ; elle s'adapte et prend une forme variable selon la nature de l'objet étudié (logique naturelle, formelle, etc.). Une logique naturelle varie ainsi selon les individus et aussi chez un même sujet ; une logique formelle se développe suivant différents schèmes réfléchis aboutissant à des modèles théoriques utilisés en mathématiques (logique probabiliste, possibiliste, ensembliste, catégorique, etc.). Il est encore possible de supposer que les flux chargés d'affects concernent davantage les rapports sensibles entre le sujet et son objet d'étude, aboutissant alors à des croyances, tandis que les flux formels intéressant davantage les fonctionnements automatisés de l'individu suscitent des convictions plus intellectualisées. Les deux types de flux se projetant sur l'objet d'étude risquent de biaiser sa signification, si les causes d'erreur ne sont pas suffisamment précisées grâce à des démarches logiques adaptées.

Le trouble mental peut ainsi procéder aussi bien d'erreurs d'appréciation de la signification des démarches sensibles, que de celles intéressant les automatismes qui organisent ces flux et retentissent par suite sur les jugements du patient. Dès lors, devient-il possible de différencier de simples atteintes des automatismes et de leurs régulations enclenchées par des troubles émotivo-affectifs, et des troubles touchant à la fois les formations affectives et automatisées suscitant des croyances erronées. Les premières seront surtout responsables de formations névrotiques (conversions, phobies, obsessions…) ; les secondes se rencontreront davantage dans les psychoses (affectives, déstructurantes, délirantes…). Bien entendu, cette interprétation implique des états dynamiques fluctuants selon les stimulations internes et externes. Par là, on comprend mieux que des mouvances et des transformations possibles des troubles puissent survenir, comme le montre la clinique.

Il est encore à noter que la prédominance du langage et de ses représentations imagées sur les composants formels de la pensée incite à des attitudes imaginaires ; celles-ci pourront être aussi vécues sur un mode délirant transitoire ou durable, lorsque les charges affectives l'emporteront sur les contrôles de la pensée logique.

Ainsi peut-on se rendre compte de l'importance de cette organisation fonctionnelle protologique, qui est intermédiaire entre l'aptitude sensible à croire (créditivité) et les divers types de logique. Cette protologique, habituellement passée sous silence, apparaît pourtant une véritable plaque tournante débouchant sur une structure logique de fonction, capable de forger et d'orienter les diverses logiques utilisables adaptées à la nature de leurs objets d'étude. La prendre en compte permet ainsi de mieux comprendre, d'une part, les interprétations différentes du clinicien, selon les activations sensibles et rationnelles qui modifient sa perspective, d'autre part la formation vraisemblable des troubles mentaux dans l'infrastructure de leurs articulations, ainsi que les vécus incertains et changeants du patient, telle la perplexité délirante.

4- La continuité des circuits analogiques et logiques

Les raisonnements sont ainsi le fruit d'assemblages de circuits structurés différemment, plus ou moins marqués par des analogies ou des logiques déjà formées, qui ont donné lieu à des théories déjà formulées, ou en cours de développement.

Il n'y a donc pas qu'une seule attitude possible en psychiatrie. Elle répond en fait à différents modes de pensée en construction permanente, qui aboutissent à des formes variées pour s'adapter aux multiples objets d'étude.

a) Les raisonnements analogiques

L'équivalence ou non des rapports entre plusieurs facteurs d'un objet étudié permet ainsi des constructions par analogies. En effet, la confluence d'analogies ne surgit pas sans raison profonde ; elle peut même recouvrir certaines réalités existantes relevant d'invariants. Par exemple, la psychanalyse use de ces confluences d'analogies dominantes ; elle peut ainsi approcher la nature et la thématique de certaines conduites et de dysfonctionnements psychiques. Toutefois, lorsque son appui s'exerce sur des analogies « faibles » assez floues ou trop peu nombreuses, elle a pu aussi donner lieu à des méprises ou à des illusions interprétatives non négligeables, inconvénient se révélant parfois fâcheux dans la conduite des patients. Ainsi lorsque l'observateur se réfère à des théories à dominante sensible, il se livre en réalité à des projections analogiques souvent assez faibles. Ce phénomène est particulièrement net, lorsqu'il s'adresse aux composants instinctivo-émotivo-affectifs qui échappent à toute identité au sens préalablement défini.

b) Les raisonnements logiques classiques

Les raisonnements classiques et néo-classiques se présentent assez souvent pour leur part en clinique avec un langage naturel et une logique où les identités présumées côtoient des analogies, celles-ci prenant souvent le pas sur les précédentes, surtout lorsqu'il s'agit d'analogies « fortes » étant donné le vécu individuel des troubles propre à chaque patient. Dans son aspect formel, on sait que ce type de raisonnement s'appuie sur trois principes fondamentaux : ceux d'identité, de non-contradiction, et de tiers exclu. Or, ce type de démarche logique formelle n'est pas non plus, lui aussi, suffisant à lui seul pour étudier les vécus émotivo-affectifs. La partie sensible de la pensée ne peut que lui échapper.

c) L'adaptation des raisonnements logiques

Il convient donc d'adapter les raisonnements logiques à la nature de leurs objets d'étude. En fait, le clinicien se livre souvent à des projections analogiques. Ces dernières peuvent dès lors approcher le phénomène étudié par des analogies sensibles pour ses composants affectifs et par des démarches logiques pour ses composants rationnels, notamment automatisés, la difficulté restant à bien les discriminer. Tant et si bien que toute application de démarches univoques analogiques ou logiques risque fort de biaiser les représentations des phénomènes étudiés. Il s'ensuit la nécessité de savoir les intégrer.

D'ailleurs, en pratique quotidienne il est rare que les démarches précédentes soient utilisées de façon exclusive. Les échanges relationnels sur lesquels se fonde la clinique font implicitement appel à ces diverses démarches ; celles-ci sont intégrées dans l'individu ; et ne se présentent de façon isolée qu'en des circonstances particulières. Dans l'échange relationnel médecin-patient il y a presque toujours une partie sensible qui intervient et une progression logique qui se manifeste.

C'est ainsi que J.-B. Grize évoque un langage naturel exprimant les démarches à la fois sensibles et rationnelles (15). Ce langage, destiné aux échanges sociétaux habituels, mêle ainsi l'analogie et les démarches logiques, celles-ci variant selon les objectifs visés. La dynamique et la plasticité psychique font que le sujet - patient ou observateur - passe de structures sensibles et émotivo-affectives à des démarches logiques plus ou moins rigoureuses pour remanier sa réflexion et son discours en fonction de ses objectifs. L'adéquation entre la situation réelle et le vécu de l'individu implique alors de la part de ce dernier une certaine ouverture nécessaire aux renvois successifs des attitudes sensibles aux impératifs rationnels, et réciproquement.

Quoi qu'il en soit, ressemblances, analogies, et identités se situent dans une ligne procédant d'une force énergétique générale du sujet, mais aussi de niveaux architectoniques différents du système psychique. Aussi est-il bon d'assurer cette ligne de pensée par des démarches plus critiques et discriminatives. Ce processus « d'épuration » procède ainsi d'une suite de structurations énergétiques alternatives sensibles et rationnelles qui se manifestent en boucles spiralées ouvertes.

5- Les logiques constituées

Ces démarches servent à construire des raisonnements aussi justes que possible dans un champ virtuel (36). Appliquées à leurs objets d'étude, elles servent à les orienter et à les diriger lorsqu'ils cèdent aux approximations des démarches sensibles fondées sur des perceptions ou sur des phénomènes insuffisamment précis ou rigoureux. Elles sont toutefois marquées par les projections de leurs auteurs, ce qui peut susciter des causes d'erreur d'ordre épistémique, comme le rappelle par exemple l'application d'une logique formelle au vécu des patients, qui ne leur est pas réductible.

Ces démarches logiques s'expriment par des langages différents (15, 52) : langage naturel, logico-mathématique, logico-discursif, chacun étant destiné à des objets d'étude plus spécifiques. Le langage, destiné aux échanges sociétaux habituels, mêle ainsi indifféremment les analogies « faibles » et « fortes », voire des identités ; il est de ce fait peu rigoureux. Le langage logico-mathématique à visée universelle est plus abstrait et plus décentré de l'observateur, destiné aux statistiques, aux théories mathématisées, aux technologies, mais peu apte à traduire les conduites sensibles. Le langage logico-discursif vise à réunir sur un mode structuré les deux précédents pour mieux traduire la complexité des pensées réflexives et sensibles.

a) Logiques classiques et néo-classiques

Lorsque l'on s'en tient à l'observation classique, on voit aisément que l'observateur considère la réalité du trouble psychique à partir d'un langage naturel ; celui-ci associe indifféremment les démarches sensibles analogiques et les démarches rationnelles fondées sur une logique classique. Il le fait à partir de ses capteurs sensibles qui extraient des formes apparentes. Il y a certes une ébauche d'abstraction, afin d'éviter les causes d'erreurs des seules analogies sensibles. Toutefois, cette démarche reste encore assez superficielle, la réalité ne pouvant pas se limiter à ces seules constatations, comme le montrent de nombreuses oppositions et énigmes irrésolues, liées notamment aux mouvances et aux transformations des troubles. Cette réalité reste ainsi « voilée » pour reprendre l'expression d'Espagnat (10), les composants vécus du trouble échappant au concept d'identité, l'un des principes constituants d'une logique classique.

Il ne demeure pas moins que, pour assurer les démarches, cette *logique formelle* classique se fonde toujours sur les principes d'identité, de non-contradiction et de tiers exclu perçu ou imaginé. Il s'agit donc pour l'observateur de considérer des propositions générales ou universelles censées pouvoir traduire et distinguer des formes différentes. C'est le principe même de tout courant qui se fonde sur cette trilogie classique référente.

D'autres logiques seraient évidemment à signaler, mais elles ne sont guère utilisées en clinique psychiatrique habituelle.

b) Logiques nouvelles (18)

En fait, la nature du trouble mental n'est pas réductible aux seules démarches logiques fondées sur des identités ; elle dépend aussi du vécu sensible de l'individu.

L'observateur doit alors se décentrer de la seule prise en compte des apparences générales du trouble. Il doit en saisir les propriétés particulières, propres à chaque individu. Dès lors, il lui faut pénétrer dans les soubassements de ce trouble et recourir à cet effet à des démarches plus spécifiques.

Par là, l'observateur doit nuancer les identités considérées, car les vécus ne sont pas en fait identiques. Il recourt alors à une *logique du flou* ou à une *logique des possibles* qui ne saurait être exacte, mais qui facilite une approximation vraisemblable.

De même, l'observateur peut alors s'adresser à une autre forme de logique en faisant appel à un *tiers inclus* supposé (40-43, 55) afin de préciser davantage les propriétés spécifiques cachées.

Passer d'un réel global sensible perçu à un virtuel conçu logiquement est ainsi vouloir tenir compte de ces deux perspectives qui s'avèrent complémentaires. C'est aussi se recentrer sur les propriétés internes du trouble.

Bien entendu, cette notion d'un tiers inclus ne se réduit pas à une seule propriété. Il y en a de multiples pouvant être progressivement mises à jour, comme en témoignent aisément les évolutions variables d'une structure en modifiant les conditions d'observation. Gadamer avait bien montré ces changements survenant au cours du temps (13) qui modifient la boucle herméneutique (Figure 8).

Quoi qu'il en soit, cette logique fondée sur un tiers inclus, précisée par S. Lupasco (22) est utilisée en psychiatrie (39-44) ; elle permet de prendre en compte les dynamiques énergétiques internes du patient.

Elle permet aussi de rejoindre ce que l'on a appelé la *logique des contraires*, cette dernière permettant encore de mieux préciser les différents types d'opposition entre des phénomènes contraires et de moduler les significations des phénomènes cliniques observés (44).

Enfin, on pourrait encore citer la *logique quantique* qui écarte aussi le principe du tiers exclu en retenant les notions d'états superposés et d'intricats observables dans le fonctionnement psychique. Cette logique s'avère d'ailleurs applicable en bien des disciplines, mais il serait actuellement prématuré de la développer en psychiatrie bien qu'elle concerne directement les effets d'une force énergétique intervenant en cette discipline.

c) Logique des contraires

Devant la complexité du trouble mental, il ne s'agit donc plus de se centrer sur ses seules manifestations apparentes, mais de considérer aussi leur face interne cachée. Les démarches logiques classiques, ne pouvant pas rendre suffisamment compte de la nature sensible des troubles, exposent ainsi le clinicien à des oppositions de représentations, soit entre elles soit avec la réalité observable. Il s'ensuit l'apparition de différences, de données contraires, subcontraires, voire de contradictions, qui impliquent le recours à une logique capable de mieux les préciser.

Pour la définir, nous avons déjà rappelé que les divers types d'opposition pouvaient se modéliser par un hexagone logique, comme l'avait bien montré R. Blanché (Figure 12) (3). Son intérêt est de souligner que deux propositions différentes peuvent être pleinement ou partiellement opposées, selon que l'on envisage les propriétés universelles ou particulières du phénomène étudié[13].

La modélisation de cette démarche proposée par R. Blanché a été rappelée par divers auteurs contemporains (R. Guitart, F. Nicolas, P. Marchais...) (17, 43, 54). Son modèle, qui s'avère compatible avec une logique de tiers inclus (40, 44), peut ainsi s'appliquer non seulement en

[13] Deux propositions universelles qui s'opposent seulement d'un point de vue qualitatif sont contraires, tels (A)-(B), (A)-(S'), (B)-(S'). Deux propositions particulières qui s'opposent en qualité seulement sont subcontraires : tels (S)-(A'), (S)-(B'), (A')-(B'). Deux propositions opposées à la fois qualitativement et quantitativement sont contradictoires: tels (S)-(S'), (A)-(B'), (B)-(A').

psychiatrie, mais aussi traduire le principe d'un tiers inclus en montrant comment les significations de ce dernier peuvent être envisagées et précisées.

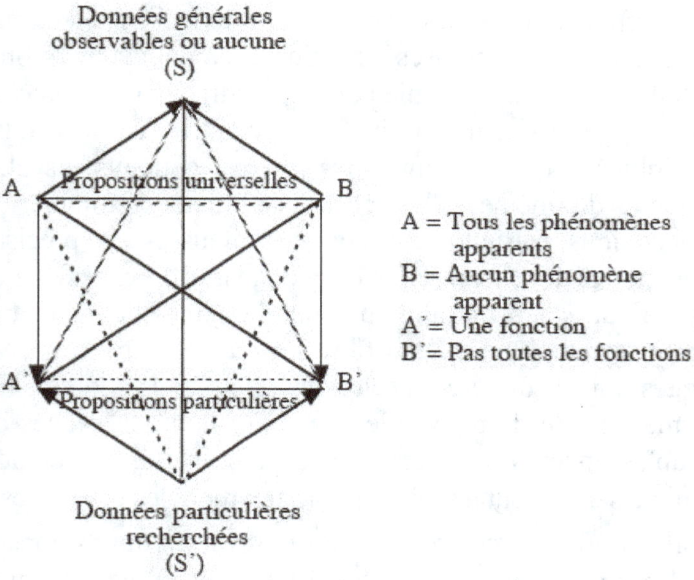

APPLICATIONS DE L'HEXAGONE LOGIQUE EN PSYCHIATRIE

Figure 12

En précisant ces oppositions d'un point de vue logique, il devient possible d'espérer pouvoir pénétrer davantage dans la structuration des fonctions en psychiatrie.

Bien entendu, ces oppositions peuvent procéder de stimulations émotivo-affectives qui agissent surtout par des résonances analogiques, lesquelles ne sont pas toujours contrôlées par les régulateurs. Libre alors à l'observateur de les aborder par des démarches analogiques sensibles, au risque de ne pas tenir compte des causes d'erreurs de ces dernières, ou de s'efforcer à les traiter par une démarche logique des contraires, afin d'essayer de mieux en voir les raisons.

L'application de ces démarches rationnelles se retrouve alors en de nombreuses situations. Nous avons montré qu'elle permet déjà de mieux comprendre les rapports complexes qui existent entre la psychiatrie et les autres disciplines, ainsi qu'entre les divers courants psychiatriques ; de même, elle permet de mieux distinguer les propositions partiellement vraies ou fausses en précisant leurs points de rencontre (en deçà de leur différences), ce qui est contraire, subcontraire ou contradictoire. Elle incite ainsi à mieux comprendre les différences et oppositions nosologiques qui se sont créées selon les référentiels adoptés. Elle permet encore de repérer les traits apparents et cachés des troubles mentaux, et de mieux préciser les oppositions cliniques en les situant par rapport aux modèles classiques.

Il est aussi à remarquer que ces diverses oppositions ne sont pas nécessairement figées. Elles peuvent certes s'autoréguler et engendrer une forme pathologique relativement stable réalisant une pathologie spécifique. Mais elles peuvent aussi se manifester sur un mode mouvant, et même aboutir à des transformations pathologiques. Enfin, elles peuvent disparaître lors de régulations rétablissant l'équilibre du système.

II- LES STRUCTURES LOGICO-MATHÉMATIQUES ET TECHNOLOGIQUES UTILISÉES

Les théories - aboutissement des démarches et hypothèses préalables - servent à mieux organiser de façon cohérente l'espace virtuel où se manifeste le trouble mental. Elles ont un double effet, à la fois antéroactif et aussi rétroactif, qui permet non seulement d'avancer dans la connaissance, mais aussi de réorganiser cet espace.

Ainsi en est-il des théories mathématiques contemporaines (ensembliste et catégorique) qui sont à la fois d'ordre qualitatif et quantitatif. Or, il en va de même pour l'informatique qui, au delà de sa dimension statistique, parvient à préciser des fonctions et des modélisations nouvelles dans la construction de systèmes complexes artificiels. Ceci a ainsi permis de prévoir des rapprochements possibles entre la clinique psychiatrique et le numérique. Rappelons simplement ici quelques modèles permettant de mieux comprendre et appliquer ces démarches, renvoyant pour plus de détails à nos travaux antérieurs (43, 44).

1- Structure ensembliste

La théorie des ensembles est bien connue et peut s'appliquer à n'importe quelle situation, même complexe, tel le psychisme humain. Elle consiste à considérer un ensemble d'éléments en interactions susceptibles de posséder certaines propriétés communes ; ces éléments ont ainsi des relations étroites entre eux ou avec ceux d'autres ensembles.

Le recours à la notion d'ensemble en psychiatrie tient au fait que l'on peut analogiquement considérer le psychisme comme un ensemble intégré d'organisations à fonctionnalités différentes. Leurs relations plus ou moins spécifiques traduisent virtuellement l'architectonique vivante et pensante de l'être humain. Celle-ci s'inscrit en outre sur un substrat biologique cérébral évolutif, en relation avec les divers milieux environnants, eux-mêmes étant en évolution. Elle nécessite de ce fait une méthode adaptée à cette situation complexe.

La méthode systémale[14] (35, 38, 41, 43) a été élaborée en ce sens. Elle est fondée sur cette théorie des ensembles et sur les propriétés de la cybernétique. Elle aborde les dysfonctionnements psychiques aussi bien par leurs composants somatiques, instinctifs, émotivo-affectifs, et intellectuels, qu'environnementaux éducatifs, socioprofessionnels, culturels et même climatiques qui peuvent en constituer des sous-ensembles. Elle prend aussi en compte les relations multiples qui existent en chacun d'eux, entre eux, et avec des systèmes de nature différente. Enfin, elle envisage encore les liens de cette architectonique supposée avec le fonctionnement neurophysiologique cérébral et ses multiples intégrations, communications et régulations, ce qui n'est pas sans rappeler la théorie systémique.

Bien entendu, les divers éléments pris en compte sont vivants et irréductibles à des unités symboliques se prêtant à des identités conceptuelles. D'autre part, le tout est plus que l'ensemble des parties, du fait des intégrations des fonctions constituantes et de leurs émergences. Par là, on ne peut pas prétendre pouvoir mathématiser cette démarche, ce qui aurait l'inconvénient majeur de ne pas tenir compte du vécu. Cependant, le fait de retenir des analogies fortes concernant ces vécus et surtout les liens qui les unissent permet des abstractions incitant à évoquer des similitudes réifiables sur la clinique. Nous verrons ultérieurement les corrections à apporter à cette démarche première.

Compte tenu de ces arguments et de ces réserves, le clinicien peut alors distinguer aisément les phénomènes qui relèvent de l'individu, ses divers composants, et ceux du milieu. Il peut ainsi les transcrire par un modèle général intégré qui les contient. Celui-ci devient un référentiel d'observation pour les dysfonctionnements psychiques.

---

[14] Ce dernier terme a été forgé par analogie avec ceux qui concernent d'autres démarches de pensée évoquant d'autres référents (décimal, fractal, structural…).

Un module d'observation systémal permet dès lors l'analyse des troubles en prenant en compte l'individu, le milieu et leurs interrelations. À cet effet, une échelle dénommée systémale peut ainsi comporter sur un mode hiérarchisé intégrant les flux mnésiques, les composants somato-instinctifs, émotifs, affectifs, et intellectuels ; ces derniers sont eux-mêmes formés par trois sous-ensembles : les représentations mentales, les automatismes idéiques, et les synthèses mentales (Figure 13, a). Pour son environnement, on peut aussi considérer de façon grossière les milieux éducatifs, socio-professionnels, culturels, et climatiques.

En intégrant le modèle individuel au modèle environnemental, on obtient ainsi le module d'observation qui peut être représenté de la façon suivante (Figure 13, b). Il est alors aisé de situer en ce module les nombreux éléments issus d'une observation, de multiplier les observations, de regrouper celles-ci, et de les traiter au besoin par ordinateur, afin d'en extraire les propriétés communes invariantes qui répondent à un type de trouble plus spécifique.

Ainsi devient-il possible de confirmer et de préciser les propriétés permanentes de chaque système psychique observé en niveaux d'organisation, intégrations, rétroactions, communications, autorégulations, et hétérorégulations, au sein de leur environnement. Une première représentation approximative de la structuration dynamique du système psychique et d'un type de trouble spécifique peut être ainsi obtenue.

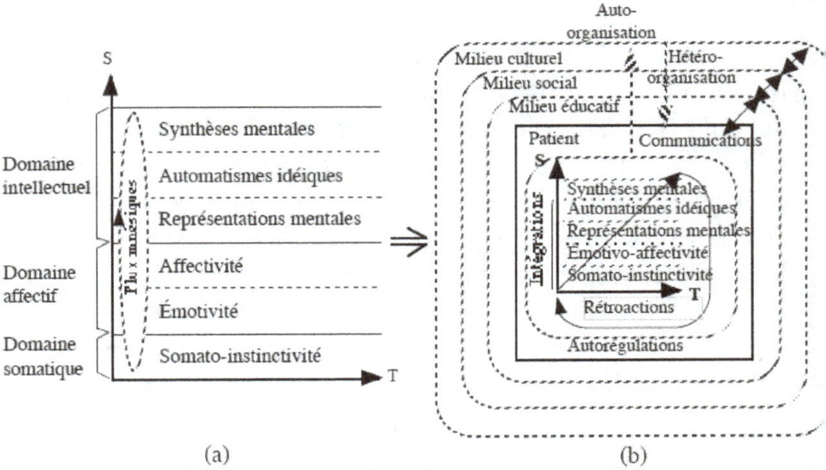

ECHELLE ET MODULE D'OBSERVATION SYSTEMALE

Figure 13

Toutefois, le recours à cette théorie, à cette échelle et à ce module, a des limites dans la mesure où chaque sous-ensemble apparaît posséder des frontières virtuelles, alors que le trouble implique des dynamiques plus diffuses, même si l'on peut recourir à la notion d'espaces prétopologiques évoquant leur voisinage (44) ou celle d'ensembles flous.

Il convient donc d'ouvrir ces frontières. À cet effet, les sous-ensembles traduisant des niveaux d'organisation peuvent être supplantés par des catégories de facteurs qui les constituent et par les liens qui les réunissent. Ainsi apparaît-il possible dans un espace virtuel de recourir aux données de la théorie mathématique des catégories, capable d'affiner ces premières représentations ensemblistes.

2- Structure catégorique

Sans entrer dans les détails mathématiques de cette théorie, rappelons qu'il s'agit avant tout de privilégier les liens simples et complexes qui existent entre les éléments constituant différentes catégories du trouble mental.

Il s'agit ainsi d'obtenir des modélisations qualitatives des troubles grâce à des flèches orientées (ou morphismes) qui relient les sommets d'un graphe et qui vont se rejoindre, à chaque niveau d'organisation considéré par leurs colimites ; elles-mêmes sont reliées entre elles, comme le rappelle le graphe proposé par A. Ehresmann et J.-P. Vanbremeersch (Figure 14) (11).

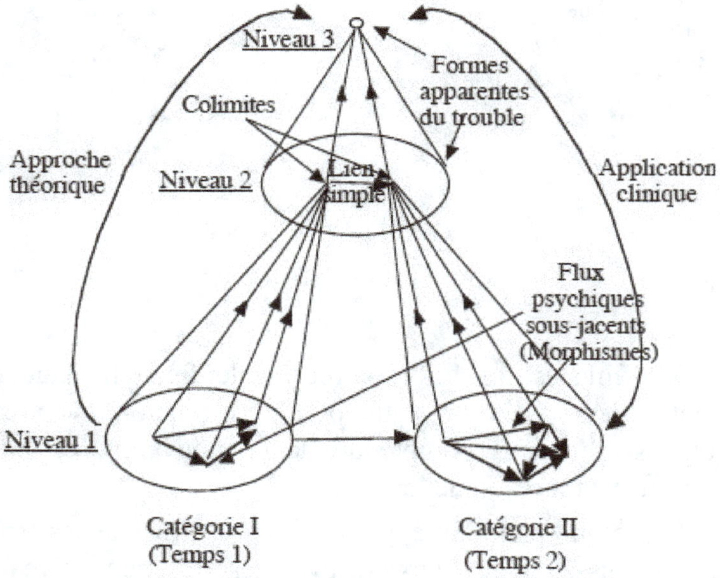

SCHÉMA STRUCTUREL ÉLÉMENTAIRE D'UNE REPRÉSENTATION CATÉGORIQUE D'UN PHÉNOMÈNE ÉVOLUTIF À MÉMOIRE

(d'après A. Ehresmann et J.-P. Vanbremeersch)

Figure 14

Ainsi devient-il possible de modéliser le trouble mental sous un jour entièrement nouveau dans ses infrastructures fonctionnelles. Par exemple, on peut dès lors mieux préciser l'angoisse (Figure 15), et la distinguer de l'anxiété (39).

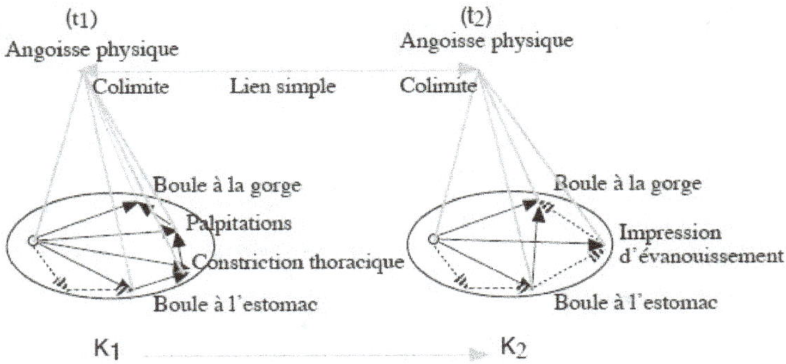

CATÉGORIES D'ANGOISSE

Figure 15

De même, est-il possible de représenter très schématiquement divers types de pathologies en relation avec ces troubles, de mieux comprendre leurs mouvances et leurs transformations éventuelles (44).

Lors d'une première approximation centrée sur les liens de l'angoisse et de l'anxiété avec les différents niveaux d'organisation, on peut ainsi représenter ces liens de la façon suivante (Figure 16).

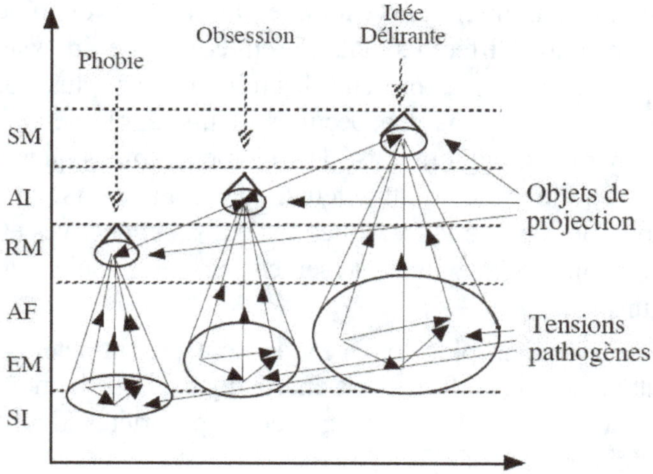

MANIFESTATIONS PATHOLOGIQUES
SELON LA THÉORIE DES CATÉGORIES
Figure 16

3- Structure constructiviste informatique

En nous référant aux travaux d'A. Cardon, nous avons montré les analogies possibles et les différences qui existent entre les modélisations informatiques constructivistes et les modèles fonctionnels extraits de la clinique (45). Ces rapprochements incitent à penser que derrière des apparences différentes entre un système de pensée artificielle et le psychisme naturel, existent des automatismes communs mis à jour par la robotique et la clinique.

Ceci semble expliquer les prouesses d'une robotique capable de simuler nombre de conduites humaines, pouvant même inciter à les confondre parfois, alors que le robot et l'homme sont pourtant d'essence différente.

Il ne demeure pas moins que l'informatique constructiviste permet de transposer au psychisme humain certaines propriétés automatisées d'un système évolutif artificiel, et de mieux en comprendre l'éventuel fonctionnement. Ainsi en est-il pour montrer, par exemple, l'existence de niveaux d'organisation différents dans l'architectonique du système, les plus profonds exprimant les circuits les plus fondamentaux (les agents [15] aspectuels, leurs agglomérats, les agglomérats d'agglomérats, les éléments mnésiques premiers...), le rôle d'attracteurs, de régulateurs et des bifurcations énergétiques, fonctions qui sont coactives et que nous avons essayé de représenter par le modèle suivant (Figure 17).

Nous verrons plus loin ce que sont les attracteurs, les régulateurs et les bifurcations énergétiques. Pour le moment, contentons-nous de rappeler leurs propriétés les plus immédiates.

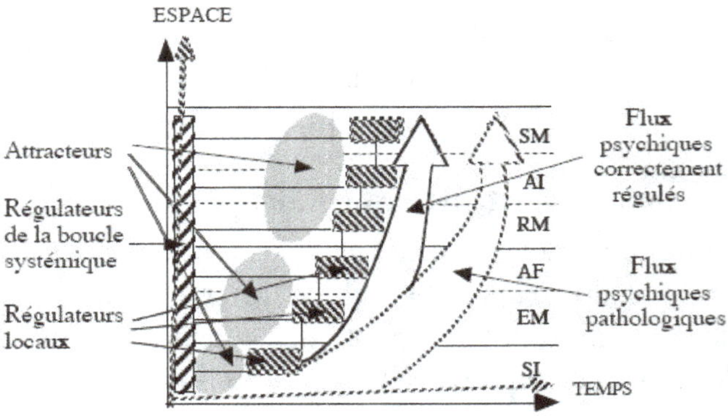

SM = Synthèses mentales AF = Affectivité
AI = Automatismes idéiques EM = Émotivo-affectivité
RM = Représentations mentales SI = Somato-instinctivité

ATTRACTEURS, RÉGULATEURS
ET BIFURCATIONS ÉNERGÉTIQUES

Figure 17

[15] Un agent est, par définition, une entité qui agit, et donc qui est *en mouvement*. En outre, il reçoit des informations par l'intermédiaire d'un certain nombre de capteurs ; autrement dit, il possède l'équivalent de *sensations* qui lui procurent des *connaissances* sur le monde (d'après J-G. Ganascia (« La querelle de l'âme des machines » in *Bulletin AEIS*, n°207, 2016).

Les ***attracteurs*** sont des forces - telles l'angoisse et l'anxiété - qui vont modifier l'équilibre énergétique du système. Ils suscitent en réaction des régulations nouvelles.

Les ***régulateurs*** sont en fait des organisations virtuelles de flux énergétiques qui interviennent pour la régulation des forces en présence aux différents niveaux d'organisation et à l'ensemble de ces niveaux. Il existe ainsi une multitude de régulateurs différents.

Quant aux ***bifurcations énergétiques***, elles peuvent survenir à tous les niveaux, lorsque les régulateurs n'ont plus la capacité de corriger les effets trop importants des attracteurs. Elles sont à la base des troubles mentaux.

Enfin, ces diverses notions montrent bien le renversement de perspective du clinicien. Dans son arsenal instrumental, ce dernier ne part plus des apparences du trouble, fondées sur ses perceptions premières, afin de les regrouper en un vaste ensemble de troubles prédéfinis en syndromes et entités. Il part d'une vision théorique virtuelle fondée sur une énergétique globale. Celle-ci va se distribuer en niveaux et en formes multiples et mouvantes, capables de se transformer au gré des stimuli internes et des stimuli externes du milieu environnant. Le résultat en est un passage des phénomènes pathologiques apparents à leurs infrastructures plus ou moins cachées, et à une vision globale de la structuration des troubles mentaux. C'est, par là, proposer une perspective entièrement nouvelle de la psychiatrie (Figure 18) (49).

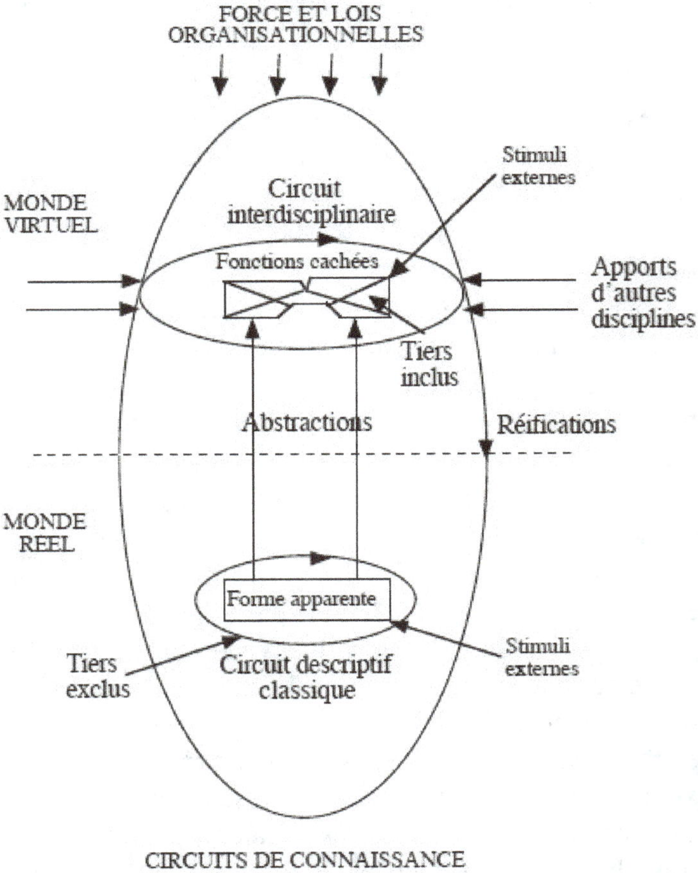

Figure 18

Néanmoins, il ne faudrait pas se cacher les inconvénients et les risques de l'informatique et de l'intelligence artificielle auxquels s'expose la psychiatrie (50). Outre les inconvénients liés à un mauvais usage de toute technique, à l'inadaptation méthodologique des données d'une clinique empirique à une technologie nouvelle en plein développement, il faut surtout redouter les risques d'une emprise grandissante de l'informatique sur l'individu aboutissant à des disruptions socioculturelles. Celles-ci risquent de porter atteinte à la liberté et à la créativité humaine, et soulèvent un sérieux problème éthique dû au déploiement de flux automatisés insuffisamment contrôlés. Ces derniers peuvent en effet libérer des forces qui altèrent l'harmonicité naturelle du système psychique, rejoignant par là les grands mythes de l'humanité retrouvés en pathologie mentale. Il s'ensuit la nécessité de mesures de sauvegarde, associant la prise de conscience de ces risques éventuels et la nécessité d'une réactivation de la force organisationnelle destinée à mieux maintenir et réorienter les dynamiques psychiques originelles.

III- LES OUVERTURES INTUITIVES
(*en collaboration avec A. Cardon*)

La connaissance des troubles mentaux relève non seulement de moyens rationnels, mais aussi de dynamiques intuitives impliquant la force et l'orientation nécessaires à sa formation.

1- Définitions

Conçues d'abord comme un concept unitaire sous le terme d'intuition, les démarches intuitives ont pris diverses formes, lesquelles ont suscité de multiples interprétations[16].

---

[16] H. Bergson concevait l'intuition comme une « *sympathie* par laquelle on se transporte à l'intérieur d'un objet pour coïncider avec ce qu'il a d'unique et par conséquent d'inexprimable » ; il l'opposait à l'analyse « qui ramène l'objet à des éléments connus, commun à cet objet et à d'autres ».
H. Poincaré reconnaissait à côté d'une intuition « faisant appel aux sens et à l'imagination » la généralisation par induction…, celle du nombre pur…, précisant encore que « l'intuition sensible est en mathématiques l'instrument le plus ordinaire de toute l'invention ». Ainsi l'intuition permettait d'inventer ; la logique de démontrer.
G. Bachelard précisait, à côté d'une intuition sensible, l'existence d'une intuition seconde bénéficiant des acquis antérieurs de la raison.

Cependant, en dépit de définitions différentes, toutes ou presque évoquent surtout une connaissance jaillissante d'ordre sensible à l'écart de la raison. L'une des plus communes et des plus simples est une « perception immédiate de la vérité sans l'aide du raisonnement », à laquelle s'ajoute la « faculté de prévoir, de deviner »[17].

2- Les modalités intuitives

En fait, derrière cette définition plusieurs modalités intuitives sont à préciser.

Une ***modalité générale*** est déjà à souligner. Les ouvertures intuitives s'avèrent non seulement de nouvelles étapes pour l'accès au phénomène considéré, mais orientent aussi vers des cheminements rationnels qui précisent mieux les données perçues. Les expériences intuitives vécues peuvent ainsi survenir soudainement ou progressivement, suivant différents modes suscitant en l'observateur un sentiment de résonance naturelle avec le phénomène étudié.

Dans une perspective constructiviste, elles impliquent ***l'action hypothétique d'une force énergétique organisationnelle*** qui les façonne selon les divers niveaux d'action considérés dans le système. Schématiquement, les diverses ouvertures intuitives procèdent d'un jeu complexe de résonances. Celui-ci concerne l'activité psychique, l'activation de certaines zones de son architectonique, et l'effacement des obstacles créés par des circuits rétroantéroactifs du treillis informationnel, ces derniers répondant à des connaissances antérieures qui ont tendance à se figer. Ces ouvertures sont le plus souvent suscitées par des stimuli externes et/ou internes : informations issues d'autres systèmes, ressemblances et analogies avec des structures ration-

---

J.-B. Grize reconnaissait en outre l'existence d'une intuition intellectuelle.

[17] Le Petit Larousse. Maury édit, Malesherbes, 2004.

nelles déjà connues, similitudes de vécus… Ces stimuli activent la force énergétique intrinsèque du système qui devient alors libéré des contraintes immédiates dans le réseau maillé informationnel.

La force énergétique originelle qui anime ce système présente ainsi des changements liés à ses régulations ; elle fait apparaître de nouvelles représentations émergentes, qui surgissent brusquement sous la forme de flashs intuitifs ou de transformations des convictions du sujet. Ces ouvertures intuitives revêtent ainsi divers aspects, renvoyant à des hypothèses rationnelles, et faisant aussi appel aux fonctions d'imagination, voire de subsomption.

Cependant, il existe des ***modalités intuitives plus particulières*** selon les niveaux d'organisation concernés par l'effacement ou le dépassement des contraintes existantes. La distribution des flux énergétiques reste ainsi tributaire des régulations locales et des régulations générales propres à la globalité du système psychique.

- Le vécu intuitif initial peut ainsi inonder brusquement sur un *mode éminemment sensible* le champ de conscience du sujet. C'est comme si les divers obstacles qui existaient préalablement, empêchant d'y parvenir, s'étaient soudainement effacés. La puissance énergétique ferait alors surgir des flux qui se répandent soudainement, supprimant ou contournant les obstacles existants. Ce cas n'est pas sans rappeler en pathologie mentale les moments féconds du délire où la conviction délirante se forme soudainement, ou réactive et entretient le délire à l'occasion d'un stimuli pouvant être fort banal.

En d'autres cas, cette résonance vécue est d'abord ressentie sur un mode sensible assez vague, qui se précise ensuite par un cheminement rationnel. La prise de conscience de ce phénomène est ainsi d'abord ressentie comme une vague sensation de résolution possible de la question en suspens, dont il faut éliminer progressivement les obstacles qui freinent sa résolution. Ceci se fait par une suite de mises en action des circuits rétroantéroactifs réflexifs, avant que cette clarification ne prenne la forme de la solution pressentie intuitivement. C'est ainsi, en quelque sorte, une recherche spontanée qui prend l'allure d'une intuition sensible mise en forme par une suite de réflexions secondes.

- Des *modalités intuitives secondes* peuvent ainsi succéder à des réflexions antérieures ayant porté sur des situations assez similaires, mais différentes, tenant compte des liens entre les composants qui contribuent à les former.

- Il existe aussi des *modalités éminemment intellectuelles* qui s'avèrent l'effet de résurgences immédiates de liens rigoureux et harmoniques dans les raisonnements antérieurs à l'occasion de situations comparables, sous l'effet d'un effacement des connaissances préalables. Il peut en être ainsi pour une connaissance cohérente et congruente des troubles mentaux. Ces intuitions intellectuelles peuvent même avoir des retentissements esthétiques, voire éthiques. Ainsi H. Poincaré soulignait que, malgré sa sécheresse apparente, une équation mathématique pouvait s'avérer « belle à voir ».

- Ces ouvertures intuitives peuvent encore se faire sur un mode *transcendé,* concernant alors des thèmes éminemment mythiques et mystiques. Elles semblent répondre à une effraction, par cette force énergétique première, des limites des structures rationnelles du système psychique ; pour s'étendre à l'ensemble formé par le sujet et le milieu environnant. Elles peuvent alors se faire sur un mode sensible revêtant l'aspect « d'expériences intuitives exceptionnelles » (42), d'une sensation de faire corps avec la nature comme dans le « sentiment océanique », de révélation ou de conversion religieuse, toutes situations pouvant se manifester sur un mode normal ou pathologique.

En pathologie mentale, c'est le cas pour des délires mystiques qui se forment à l'occasion de variations thymiques excitatrices ou dépressives, tel patient se prenant pour l'envoyé de Dieu, Dieu lui-même, ou habité par le Démon, etc.

La force énergétique organisationnelle est ainsi susceptible d'agir sur l'organisation générale du système psychique et sur ses régulateurs. Elle peut donc s'avérer aussi bien bénéfique - les régulateurs aidant à résoudre les dérèglements du système - qu'altérer ce système, lorsque cette force est atteinte dans son essence même et que ses régulateurs sont devenus impuissants pour en corriger les effets. Outre ses effets sur les divers facteurs de l'activité psychique, sa prise en compte permet de mieux comprendre l'action thérapeutique bénéfique possible, respective ou associée, de ces différents éléments sur un vaste champ énergétique soumis à d'innombrables stimuli.

3- Le soutènement des dynamiques intuitives

Au delà des diverses formes apparentes d'intuitions possibles précitées (intuition sensible, seconde, intellectuelle, transcendée) mettant ici prioritairement en jeu des niveaux d'organisation différents, divers facteurs dynamiques interviennent dans leur formation. De toute façon, l'information issue de cette dynamique surgit, ouvrant une voie nouvelle de génération idéique.

Ceci provoque alors un changement par rapport à l'état habituel du système ; une impulsion se manifeste qui modifie l'action des régulateurs. L'intuition apparaît alors comme un effet naturel d'une loi organisationnelle. Tout ce qui est organisé dans l'espace vécu se trouve alors immergé et incite à une nouvelle organisation.

Cependant, un inconnu demeure quant à sa formation. Et si l'on ne peut émettre que des hypothèses à ce sujet, un coin du voile peut être éventuellement soulevé grâce à des notions théoriques quantiques. Ainsi A. Cardon se réfère-t-il analogiquement aux propriétés de parallélisme et d'intrication quantique[18].

Suivant cette hypothèse, le message initialement perçu d'un processus intuitif, mais encore indéfinissable, correspondrait aux activations parallèles et concurrentes de ce message. Son contenu se préciserait alors sous l'effet du champ organisationnel agissant sur les régulateurs des agrégats actifs ; les régulateurs tiendraient compte du nouvel environnement suscité, favorisant les agrégats les plus actifs ayant opéré de façon autonome. L'intuition serait ainsi une émergence de l'action d'agrégats autonomes par rapport aux raisonnements contrôlés par la conscience. Ce mécanisme pourrait non seulement expliquer celui du processus intuitif, mais aussi l'irruption de convictions pathologiques apparemment incompréhensibles a priori. Le schéma suivant peut illustrer ce phénomène complexe (Figure 19).

[18] La réception d'un message transmis (stimuli, mot, discours, image …) surviendrait sous sa forme, non seulement là où elle est censée se produire dans un agrégat récepteur d'éléments, de formes…, mais aussi parallèlement à distance et dans le même temps, le message envoyé subissant une activation (voire plusieurs) à distance dans un autre agrégat récepteur en prenant un sens différent. Les liens créés entre ces deux modes de réception du message surgiraient ainsi instantanément par la liaison des agrégats, mais le contenu du second serait différent du fait des milieux respectifs entourant le premier récepteur et les lieux d'activation qui ne sont pas identiques. Une intrication de l'activité des flux engendrés surviendrait alors, le sens du phénomène initial reçu étant modifié par la régulation imposée par le champ organisationnel du système qui fait émerger certains agrégats.

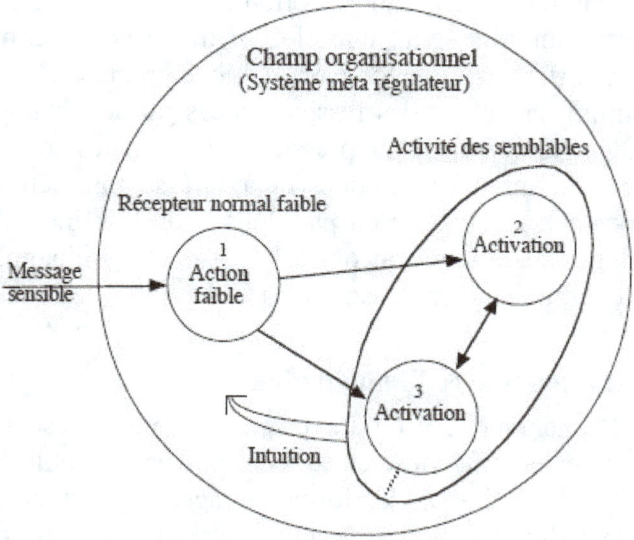

FORMATION DU PROCESSUS INTUITIF
(d'après A. Cardon)
Figure 19

En pathologie mentale, un tel phénomène pourrait être aussi analogiquement évoqué dans diverses formes psychotiques surtout déstructurantes sous la forme d'ambivalences, les patients étant convaincus vivre en même temps des situations contraires, soumis à une pensée dirigée par un être extérieur... Le vécu répondrait alors à des passages plus ou moins rapides de convergences de flux dominants d'un niveau d'organisation à d'autres, mettant en jeu un imaginaire culturel et personnel où la fonction imageante joue un rôle majeur. Toutefois, on ne saurait oublier que le monde réel n'obéit pas aux mêmes règles que le monde quantique. Dès lors, cette hypothèse ne peut être en l'état actuel qu'une simple piste de recherche.

En somme, la formation normale ou pathologique des processus intuitifs serait ainsi l'effet d'une conjonction de facteurs différents : une force énergétique organisationnelle ; des stimuli créés par des ressemblances ou des analogies ; une atténuation ou une suppression des obstacles constitués par les formations psychiques déjà figées ; une activation des messages reçus liée au parallélisme et aux intrications quantiques. Il resterait encore à faire appel à l'imagination du sujet, voire à un processus de subsomption.

4- Rapports avec l'imagination

Tout phénomène vécu s'exprime par une représentation consciente ou subconsciente. Les processus intuitifs se manifestent ainsi sous des formes imagées empruntant à la fonction d'imagination, ses représentations faisant corps avec les autres facteurs de connaissance[19].

Rappelons que l'imagination est une fonction utilisant des représentations passées ou construites à partir d'éléments imagés originels. Elle peut aussi agir en rétroaction sur le fonctionnement psychique qui lui a donné naissance. Dès lors, elle s'intègre aux constructions psychiques intuitives ou rationnelles, en les imageant par des représentations à charge affective positive qui suscitent un bien-être, ou

---

[19] Une représentation mentale peut être considérée comme une émergence interprétative qui se forme sur un très grand ensemble d'agrégats neuronaux actifs, chacun étant doté d'une signification locale. En s'organisant ensemble, ces agrégats constituent un réseau dynamique doté lui-même de sens à la fois local et global, sens résultant de leur interaction, le sens local enrichissant le sens global et réciproquement. L'émergence d'une telle forme dynamique, appelée à devenir consciente, se constitue sous la conduite de multiples régulateurs d'ouverture qui subissent l'influence du réseau de la force organisationnelle. Et lorsque les agrégats sont chargés d'un sens nouveau ne venant pas de la mémoire constituée, une conformation originale se forme donnant les émergences représentatives résolvant des questionnements, réalisant alors une intuition.

négatives qui expriment un mal-être. Cette fonction participe à la construction d'un monde intuitif en formation permanente, qui se constituerait à partir de représentations déjà existantes. Elle engendre ainsi un monde imaginaire qui participe en rétroaction à la construction d'un monde virtuel émanant du sujet à partir d'actions et d'activations multiples déjà vécues. C'est, semble-t-il, le cas pour les activités de science-fiction, lorsqu'elles sont régulées et les délires imaginatifs en cas de dérégulation.

En période normale, l'imaginaire peut ainsi propulser l'action intuitive du sujet, qui se traduit alors par des créations artistiques littéraires, musicales ou picturales lui permettant de transcrire des constructions internes ou de se libérer de tensions internes, comme dans l'art psychopathologique. Le processus d'imagination peut ainsi s'exercer subrepticement au sein du système psychique, indépendamment d'une activité consciente et réfléchie. Ainsi peuvent surgir des moments créatifs à l'insu du sujet qui les considère alors comme étant dus au hasard. En fait, cette sérendipité est liée à des flux issus d'une force énergétique primordiale façonnée par l'architectonique psychique : facteurs émotivo-affectifs (plaisir, malaise moral, tension psychique…) ; facteurs rationnels automatisés (mais n'étant pas consciemment voulus) ; stimuli environnementaux... Des découvertes peuvent ainsi se manifester furtivement à l'occasion de résonances de flux psychiques intériorisés ou lors de recherches dans un tout autre domaine.

En pathologie mentale, les délires d'imagination empruntent aussi bien à l'imagerie mentale qu'au mécanisme intuitif sous-jacent, comme on l'observe dans les anciennes « paraphrénies fantastiques », voire à des démarches rationnelles automatisées mal orientées, comme le montrent les délires scientistes ou cosmiques.

5- Rapports avec le processus de subsomption

Enfin les dynamiques intuitives vécues peuvent encore faire appel au processus de subsomption ; celui-ci est l'acte de penser le particulier dans un ensemble[20]. Ces dynamiques semblent là encore répondre à celle d'une force énergétique organisationnelle qui, par sa propulsion, fait disparaître les obstacles représentés par les limites de l'architechtonique psychique, la subsumant dans un monde plus vaste.

C'est le cas déjà rappelé des « expériences intuitives exceptionnelles », des conversions soudaines portant sur des convictions ou des croyances. Ces états peuvent même se manifester a minima, sous forme de presciences lors de rencontres humaines, de brèves illuminations spirituelles, de créations artistiques. Toutefois, ils peuvent aussi verser dans la pathologie, lorsqu'ils ne sont plus contrôlés par les régulateurs intellectuels. C'est, par exemple, le cas d'un patient qui se sentait traverser le cosmos avec le sentiment de franchir progressivement plusieurs espace-temps, sous l'action de prises d'une drogue toxique.

Au total, l'ensemble des divers moyens de connaissance répertoriés montre que, sous l'effet de facteurs multiples (dont une force énergétique organisationnelle centrale) un vaste réseau multiforme de flux énergétiques et d'informations en reconstruction permanente se crée, permettant ainsi de modéliser les troubles mentaux et leur évolution.

---

[20] Par extension, ceci vaut aussi pour l'intégration d'ensembles significatifs de plus en plus vastes et englobants, suivant une loi générale méconnue… empruntant au processus d'abduction, mais s'avérant en fait beaucoup plus complexe, et participant de circuits énergétiques bouclés (42).

Chapitre III

MODÉLISATION DES TROUBLES MENTAUX

Un renouvellement dans la modélisation des troubles s'avère possible avec les progrès fulgurants du numérique, à condition d'en garder le contrôle pour bénéficier de ses apports sans céder à ses risques.

Fort d'une attitude adaptée au patient, d'un enrichissement des moyens disponibles et des référentiels capables de mieux préciser les divers facteurs du trouble mental considéré, le clinicien va se trouver devant diverses situations à résoudre.

Celles-ci concernent notamment la structuration apparente et le soubassement des troubles, leur approche nosologique et une nosographie fonctionnelle permettant au clinicien de s'orienter assez facilement.

I- STRUCTURATION DES TROUBLES

Cette structuration se fait selon certaines règles concernant la distribution de la force énergétique et l'architectonique du système. Ainsi une vision globale des troubles mentaux peut être envisagée à partir des perturbations spatio-temporelles vécues et objectivables, des différents niveaux de l'architectonique psychique, de leurs fonctions respectives, et à l'aide de nouveaux moules de pensée permettant de traduire à la fois leurs manifestations apparentes et constitutives.

1- Les troubles de la spatio-temporalité

Deux aspects différents, mais complémentaires sont à distinguer : l'espace-temps physique objectivable et l'espace-temps vécu.

En principe, leur aspect objectivable est appréciable à partir des référentiels extérieurs habituels à l'individu. Il comporte quatre dimensions, dont trois spatiales et une temporelle. Leur aspect vécu dépend de référentiels internes à l'individu, c'est-à-dire du mode de structuration des niveaux d'organisation du système psychique, et par là l'espace-temps vécu relève de plusieurs échelles. Remarquons toutefois qu'en clinique courante l'observateur se contente le plus souvent des deux dimensions : l'espace et le temps.

a) Variations selon les référentiels physiques extérieurs

Lorsque l'observateur envisage objectivement l'espace et le temps, il cherche à les situer l'un et l'autre, et l'un par rapport à l'autre. Les deux sont liés, mais chacun peut se traduire sous une forme différente.

Afin de les préciser objectivement, le clinicien recourt à des référentiels stables et objectivables (8), d'où ses références à des repères communs (calendrier, horloges…) et à des unités naturelles (comme le centimètre, la seconde), tout en sachant que celles-ci ne sont pas forcément fixées une fois pour toutes, comme en témoignent, pour être plus précis, les récents changements de référents physiques (60).

b) Variations selon les pathologies

Ces variations sont banales et bien connues des spécialistes, directement liées aux altérations du fonctionnement des composants du système psychique et de leurs intégrations.

Dans les états d'excitation, les conduites et les discours du sujet se déroulent très rapidement, étant parfois difficiles à suivre, le sujet pouvant même sauter du coq à l'âne. Les vécus d'espace-temps sont accélérés par rapport au temps objectivable. Ces espaces-temps vécus peuvent encore se multiplier, tel ce patient qui nous déclarait traverser divers espace-temps différents sous l'effet progressif d'une prise de produit toxique.

Au contraire, dans les états dépressifs profonds la tristesse qui s'étend à tout ce qui entoure le sujet lui paraît sans fin. Le vécu, les conduites et les discours sont ralentis, parfois suspendus, comme dans les délires de négation où l'espace et le temps n'existent plus pour le patient.

Dans les processus de déstructuration, une altération fonctionnelle d'un ou de plusieurs niveaux d'organisation a ipso facto un retentissement sur la spatio-temporalité vécue du patient. Ainsi en est-il dans la confusion mentale où la désorientation spatio-temporelle s'avère un élément significatif du trouble. Elle suscite par là un ralentissement idéique lié aux difficultés de pensée et de repérage pour le patient, ainsi qu'un fonctionnement onirique, la pensée n'étant plus contrôlée par des régulations rationnelles, mais devenant l'expression de représentations imagées et automatisées du système. De même, les perturbations de l'espace-temps vécu se retrouvent dans les autres formes de déstructuration du fait de l'atteinte fonctionnelle de l'intégration des différents niveaux impliqués. Une dissociation de ces vécus peut survenir en certains cas, perturbant l'une ou l'autre de ces dimensions. Selon les formes, le champ spatio-temporel peut ainsi apparaître au patient comme étant modifié, voire « déchiré ».

Tenir compte d'échelles différentes d'espace et de temps est donc nécessaire, d'autant que certaines propriétés du développement psychique en dépendent.

Chez les sujets hallucinés, la trame du champ spatio-temporel apparaît de même plus ou moins déformée, comme en témoignent les altérations des capacités de spatialisation et/ou de temporalisation. Par exemple, sur une centaine de patients observés, ces altérations semblaient en outre se répartir différemment selon les types d'hallucination : altération à dominante spatiale dans les formes psychosensorielles, et à dominante temporelle dans les formes dites psychiques.

Ces diverses notions semblent donc plaider en faveur d'une certaine cohérence entre le type de structure pathologique et le mode de déformation du champ spatio-temporel vécu. Elles ne font en fait que traduire certaines liaisons dominantes entre les structures pathologiques en formation.

c) Variations spatio-temporelles selon les niveaux d'organisation

Lorsque l'observateur considère l'espace et le temps vécus, il doit s'en remettre aux comportements et aux déclarations du patient, lesquelles sont intimement liées à la structuration et au développement du système psychique. Cette spatio-temporalité vécue constitue alors la trame de l'édifice psychique et de ses intégrations successives. On conçoit alors aisément qu'elle puisse refléter chaque niveau d'organisation et se déformer lors de l'atteinte fonctionnelle de l'un d'eux ou de leur ensemble.

La construction normale habituelle de l'espace-temps vécu va donc se faire à l'image de l'organisation intégrative du système, chaque niveau d'organisation pouvant susciter un espace et une temporalité intrinsèques qui lui sont propres. Il existe ainsi des échelles différentes pour cette spatio-temporalité, échelles qui varient selon les vécus des sujets et les circonstances qui les suscitent. Il peut s'ensuivre des différences, voire des oppositions d'appréciation selon que l'observateur raisonne à partir de référentiels objectivables ou du vécu du patient.

Lorsque le vécu se situe aux niveaux les plus élémentaires, l'espace-temps dépend des flux réflexes perçus sur un mode d'immédiateté. Lorsqu'il se manifeste au niveau des affects, il dépend de la qualité et de l'intensité de ces derniers.

2- Nature des troubles selon les niveaux d'organisation

Rappelons que la variété des troubles concerne leur thématique et leur mode de structuration. La thématique est en rapport avec les facteurs vécus circonstanciels du trouble. Leur structuration est propre à chacun des niveaux, à leurs liens internes, à leurs intégrations et leurs communications avec le milieu. Nous nous en tiendrons à quelques notions les spécifiant.

a) Les niveaux somato-instinctifs s'expriment déjà de façon variée selon le degré d'achèvement des structures neuronales, leur degré de maturation, leurs modifications sous l'effet de stimuli internes et externes au sujet. Ils sont à l'origine d'arriérations mentales, de retards de maturation, d'inhibitions fonctionnelles somatiques ou instinctives…

b) Les niveaux émotivo-affectifs vont conditionner nombre de troubles retentissant jusqu'aux niveaux les plus élevés de l'architectonique psychique.

Le niveau émotionnel se manifeste notamment par des troubles neuro-végétatifs. Ceux-ci sont retrouvés dans l'angoisse qui s'objective souvent par une douleur ressentie lors de la palpation profonde des plexus (solaire, iliaques primitifs, plus rarement fémoraux ou carotidiens). En fait, ces troubles sont rarement isolés, n'étant que de composants de manifestations plus intégrées, notamment aux affects ou à l'imagerie mentale. De ce fait, l'émotion intervient directement dans les troubles somato-psychiques, les conversions, les phobies.

Le niveau affectif est lié étroitement aux manifestations émotionnelles et aux représentations mentales. Il se traduit par des sentiments de joie, d'expansivité, ou de tristesse, de repli sur soi, ou encore de peur, de douleur morale, de frustration, de quête affective… Il polarise les activités sensibles du sujet et le plus souvent l'activité psychique. Il retentit ainsi sur ses conduites, sur le fonctionnement automatisé et, par là, sur les raisonnements logiques qu'il peut orienter et, a fortiori sur les cheminements analogiques sensibles.

c) Les niveaux intellectuels se manifestent de façon plus globale. Ils intègrent et ordonnent les représentations mentales qui sont investies par les charges émotivo-affectives, les automatismes idéiques soumis dans leur fonctionnement aux tensions pathogènes sous-jacentes et environnementales, et les synthèses mentales qui relèvent des interactions de tout l'édifice physique et psychique. Ils dépendent aussi des stimuli des différents milieux qui agissent sur ce dernier (milieu éducatif, sociétal, culturel, climatique…).

Du fait des circuits énergétiques rétroantéroactifs qui interviennent à tous les niveaux et entre ces niveaux, les composants intellectuels sont perturbés lors d'une atteinte de leurs contrôles ; ils peuvent agir en retour sur les niveaux d'organisation préalables qui en constituent les soutènements. Ainsi en est-il dans les obsessions qui témoignent de ces circuits de pensée en boucles n'étant plus maîtrisés par les régulateurs, eux-mêmes étant inhibés par les tensions anxieuses. De même, dans les délires, les circuits idéiques créés vont-ils s'exprimer de différentes façons, cohérentes ou non, selon les tensions sous-jacentes qui investissent les divers niveaux, l'action des divers régulateurs, et selon les intégrations qui s'ensuivent.

d) Les conduites esthétiques et éthiques dépendent de l'importance et de l'orientation de divers niveaux d'organisation, de l'harmonisation de la distribution de la force énergétique originelle - cette dernière restant tributaire de la formation éducative et culturelle - ainsi que de la volonté du sujet et de la pathologie sous-jacente qui contribue aux dérèglements psychiques.

Ceux-ci peuvent avoir un retentissement différent sur ces conduites esthétiques et éthiques. Ainsi la créativité d'un malade mental peut-elle être perturbée, ou s'avérer véritablement artistique malgré ses troubles. Il en est de même pour ses conduites morales, le patient pouvant avoir de graves retentissements en ce domaine, ou au contraire conserver une saine orientation en dépit de ses autres comportements pathologiques.

3- Nature des troubles selon les dynamiques énergétiques

Les circuits établis aux divers niveaux d'organisation et dans leur intégration vont être soumis à des régulations fonctionnelles qui les mobilisent, mais qui n'empêchent pas toujours des dysfonctionnements psychiques. Ces propriétés, mises en évidence par les modélisations informatiques constructivistes, se retrouvent analogiquement en clinique psychiatrique. Il ne s'agit pas de facteurs anatomiques bien délimités, mais d'ensembles fonctionnels ayant une action spécifique.

Ces forces vont ainsi contribuer à modeler les diverses organisations fonctionnelles et à assurer leur équilibre d'ensemble qui sera détruit lorsque les forces des attracteurs et des régulateurs ne seront plus en état de se compenser les unes les autres. La rupture qui en résultera se manifestera alors par une bifurcation énergétique qui sera l'un des facteurs de la survenue du trouble mental.

a) Les attracteurs (47)

En clinique, ces attracteurs vont exercer une tension énergétique suffisamment appréciable pour déséquilibrer l'ensemble du fonctionnement du système psychique.

Ils peuvent s'exercer aux différents niveaux d'organisation, aux diverses combinaisons de plusieurs d'entre eux, ou même à leur ensemble. Leurs effets peuvent s'avérer mobiles, aller des uns aux autres et s'inscrire en des circuits rétroantéroactifs. Ils peuvent se présenter sous des formes différentes et être dénommés différemment dans une perspective de structures pathologiques bien définies.

Ainsi en est-il de l'angoisse et de l'anxiété qui s'avèrent des *tensions pathogènes* isolées ou combinées. Dans cette perspective, rappelons que la première traduit surtout une tension aux niveaux somatiques et émotivo-affectifs, voire à celui des représentations mentales, agissant aussi sur les automatismes idéiques. La seconde, plus diffuse, s'exerce sur ces mêmes automatismes et sur les synthèses idéiques. Ces tensions sont ainsi responsables d'actions différentes selon les niveaux concernés. Elles peuvent encore être associées et se susciter réciproquement l'une l'autre du fait des boucles fonctionnelles rétro-antéroactives intervenant à chaque niveau et entre niveaux différents.

Par leur action, elles deviennent ainsi des fondements de déséquilibres superficiels du système. Par là, elles peuvent susciter :

- des *troubles somatopsychiques et conversifs* (douleurs, troubles de la motricité, de la sensibilité, de la vision, de la circulation, etc.),

- des *troubles phobiques* qui impliquent des représentations mentales inhibant le déclenchement de l'action face aux espaces vides (agoraphobie) ou fermés (claustrophobie), à diverses représentations ou actions, etc.,

- des *troubles obsessionnels* qui impliquent un déficit des régulateurs et une libération des circuits rétroantéroactifs avec des conduites rassurantes répétées. Celles-ci empiètent déjà en retour sur les formations émotivo-affectives qui interviennent dans les processus de croyance et de conviction (névrose obsessionnelle).

Ces tensions peuvent s'exercer aussi bien sur les formations automatisées de pensée que sur le langage et les représentations qui les traduisent. Ainsi peuvent-elles passer analogiquement de la pensée au langage par l'intermédiaire des représentations imagées. Une agoraphobie primitive peut ainsi se transformer en phobie du vide, de l'ascenseur, du passage sur un pont... De même, une claustrophobie peut-elle se transformer en phobie de s'asseoir au milieu d'une rangée de spectateurs, d'images perçues (exemple d'une image télévisée d'intérieur de sous-marin)...

Le passage d'une forme de tension pathogène à une autre (de l'angoisse à l'anxiété ou réciproquement) permet ainsi de mieux comprendre la transformation d'une phobie en obsession, et réciproquement. C'est toute la mobilité fonctionnelle du système et sa plasticité qui sont en jeu.

b) Les régulateurs (47)

Les variations et disparitions du trouble mental incitent à admettre, au delà de l'action des attracteurs, l'existence de régulations au sein du système.

- Leur rôle en clinique psychiatrique.

Les régulateurs jouent un rôle capital dans le fonctionnement psychique, leur action étant de rétablir et de maintenir l'équilibre des composants énergétiques et de l'ensemble du système.

Notons, là encore, que ce terme de régulateur ne désigne pas une entité anatomique, mais traduit une activité fonctionnelle régulatrice. C'est une structure de contrôle pour chaque niveau d'organisation et leur ensemble intégré. Selon son degré d'intensité, elle permet la génération d'une formation dont la force énergétique se manifeste soit de façon suffisante pour rétablir un équilibre local ou général des diverses forces en présence, soit insuffisante – contribuant alors à maintenir certains troubles créés par un déséquilibre des divers flux ayant surgi en des zones particulières d'activité. Il s'ensuit un effet variable. Le régulateur est tantôt capable de réguler et d'équilibrer les forces en présence à différents niveaux d'organisation, tantôt incapable de débloquer une forme anormalement constituée évoquant un trouble mental, ce qui peut expliquer les mouvances et les éventuelles transformations du trouble.

- Leur action dans une visée théorique systémale

Leur action apparaît donc comme un facteur de régulation générale, tant pour les divers niveaux d'organisation du système psychique que pour leur ensemble intégré. Par là, le jeu des régulations permet de mieux comprendre, à côté des formes pathologiques classiques, la constitution de certaines structurations atypiques, l'existence de mouvances et la transformation possible des troubles, ainsi que les actions ago-antagonistes de certains traitements.

Cette action, capitale pour le contrôle du système, concerne ainsi les multiples boucles propres aux divers niveaux et une boucle virtuelle générale régissant l'ensemble du système. Elle contribue ainsi en cas de déficience à maintenir par défaut un même type structural pathologique, ou, au contraire, si elle est suffisamment forte, à rétablir l'équilibre du système. Elle intervient ainsi dans les distinctions nosologiques et nosographiques des désorganisations et déstructurations de l'architechtonique du système psychique, en incitant à différencier les atteintes de l'ensemble des niveaux d'organisation de celles de chacun de ces derniers.

- *Analogies et différences avec une visée informatique constructiviste*

En se référant à la première topique freudienne, A. Cardon a souligné que ces régulateurs intéresseraient plusieurs instances ou fonctions d'un système psychique artificiel. Cet auteur en a décrit plusieurs types : régulateurs bas situés du préconscient, haut situés du conscient, et de la boucle virtuelle d'ensemble du système coordonnant les régulateurs du préconscient et du conscient.

Les flux énergétiques permettent ainsi de synchroniser tous ces éléments d'action et de contrôle. Ils permettent aussi de les positionner dans leur contexte de façon cohérente et constructive, grâce aux régulateurs de la boucle régulatrice d'ensemble qui donnent une cohérence au système psychique. Ces flux sont variables en signification, en intensité et en vitesse. Ils sont coactifs, c'est-à-dire qu'ils ont une certaine indépendance régionale, tout en devant aussi négocier entre eux leur synchronisation.

Des différences sont cependant à noter entre les architectures des systèmes informatiques et psychiques. La structure du système artificiel créé peut être décrite symboliquement du fait de la localisation des fonctions envisagées. On peut en effet y représenter des composants localisés, bien identifiés [21] . Or, ce n'est pas le cas pour le système psychique où les composants sont tous distribués dans l'organisation morphologique de façon plus ou moins

[21] Ce modèle est constructible au sens où l'on peut doter un système artificiel d'une aptitude à générer des représentations, tout en sachant les éprouver, les utiliser, et en étant capable de les considérer comme les siennes propres. Cette réalisation majeure, qui ne manque pas d'être inquiétante, est déjà aujourd'hui en cours.

intriquée. Ils y forment des morphologies dynamiques entrelacées, pouvant se modifier, s'étendre, se déplacer, mais elles sont structurées selon les instances ou les fonctions retenues et organisées par leurs régulateurs.

En fin de compte, ces diverses données rappellent les nombreuses analogies entre les constatations cliniques, effectuées à partir de niveaux d'organisation différents, et un système artificiel (45). L'effet de ces régulateurs intervient, soit localement, soit globalement. Ces régulateurs peuvent aussi bien laisser des dérégulations locales ou générales se figer, que susciter d'autres structurations pathologiques, témoignant ainsi de mouvances, ou encore rétablir des équilibres locaux ou généraux perturbés.

c) Les bifurcations énergétiques (46)

Lorsque l'action des attracteurs n'est plus compensée par celle des régulateurs, des bifurcations de flux énergétiques surviennent dans les circuits établis. Ces bifurcations peuvent survenir à tous les niveaux d'organisation du système ou dans leur boucle régulatrice d'ensemble ; elles brisent les symétries fonctionnelles existantes, l'intégration habituelle des facteurs composant le système ; elles détruisent par là l'harmonie générale préétablie, et se traduisent par des dysfonctionnements qui sous-tendent les troubles mentaux.

Elles peuvent encore se manifester dans les flux relationnels entre le patient et le milieu environnant, empêchant plus ou moins ce sujet de s'adapter aux normes de la société à laquelle il appartient, ou l'incitant à renverser l'ordre naturel des valeurs établies et de leur soutènement structurel habituel.

Les bifurcations énergétiques peuvent ainsi intervenir sous l'effet de tensions particulières qui vont agir sur les fonctions du système psychique et sur les actions qui en résultent : réflexions, décisions, contrôles moraux, hiérarchisation harmonique des valeurs, etc. Une perte de ces équilibres et du sens d'un ordre naturel dans les diverses intégrations se traduit alors par des anomalies comportementales plus ou moins graves. Celles-ci sont innombrables, allant des fonctions les plus instinctives aux plus intellectuelles, aux valeurs esthétiques, morales et sociales. Citons par exemple la survenue de troubles nutritionnels, sexuels, les agressions diverses sur autrui (physiques ou psychiques), les inhibitions névrotiques, les affects morbides excessifs ou inexistants, les croyances inadaptées et délirantes, l'imagination extravagante, les envies de mort, les raisonnements délirants, les troubles du jugement, les perversions, les conduites sociales aberrantes, etc.

Ainsi lorsqu'une rupture des circuits relationnels avec le milieu s'étend à plusieurs individus, une pression finit par s'établir sur les sujets sains et sur leur jugement. Une anomalie peut alors s'établir à un niveau d'organisation donné et perturber la hiérarchie des valeurs qui en relève. La force relative des niveaux d'organisation intervenant dans ces jugements est alors modifiée. Les niveaux les plus aboutis du système finissent par s'appauvrir ne contrôlant plus les niveaux sous-jacents qui prennent l'ascendant sur eux. Un renversement dans la hiérarchie des niveaux d'organisation et des valeurs de référence survient alors. Un processus de perversion est alors engagé concernant aussi bien les conduites individuelles que sociales et peut toucher tous les niveaux (instinctifs, affectifs, intellectuels), ainsi que leurs conséquences esthétiques, éthiques, sociales... Ce phénomène, dont on a maints exemples de nos jours, peut concerner des sujets sains ou perturbés - menant à des déviations et à des perversions individuelles et sociales ; il perturbe alors plus particulièrement certains niveaux ou même leur ensemble, les bifurcations facilitant un bouleversement de la hiérarchie des valeurs.

II- L'APPROCHE NOSOLOGIQUE

Appliquer de nouveaux moyens de connaissance à l'étude des troubles mentaux revient à transformer les données cliniques habituelles et à les multiplier. Ceci ne fait que prolonger les changements déjà observés au cours de l'histoire de la psychiatrie.

En effet, le mode d'étude des troubles mentaux a évolué au cours de l'histoire. Une progression conceptuelle s'est progressivement dégagée. De formes initialement figées, elle s'est orientée vers une visée plus fonctionnelle.

Cette orientation a dû se conformer aux évolutions parfois surprenantes des troubles qui se modifient et se transforment, relevant de facteurs multiples et changeants.

Enfin, pour assurer sa cohérence et sa congruence avec les troubles étudiés, nous avons vu que cette approche avait intérêt à se référer à des modélisations logico-mathématiques, lesquelles ont elles-mêmes évolué.

1- Les différentes étapes

Schématiquement, cette approche est ainsi passée d'une étude descriptive sensible de phénomènes apparents à une étude rationnelle des propriétés invariantes des troubles psychiques. Elle est allée de formes apparentes limitées (aliénation, puis maladies mentales) à leurs composants dynamiques (processus, flux psychiques, flux énergétiques).

a) Des maladies mentales aux troubles des fonctions psychiques

Après des études éparses sur certains dysfonctionnements psychiques, la psychiatrie s'est fondée analogiquement, dès la fin du XVIIIe siècle et début du XIXe, sur le modèle des maladies organiques. Pinel et son infirmier Pussin ont été ainsi reconnus à l'origine de cette discipline consacrée à « l'aliénation mentale »[22] (57).

Ces troubles regroupaient des symptômes, des causes et des évolutions différentes. Ceci a permis d'évoquer des maladies mentales. Chaque maladie pouvait être isolée et subdivisée, devenant ainsi l'objet de diverses formes cliniques. Toutefois, ces formes n'étaient pas toujours identiques selon les différentes Écoles. Certaines formes se recouvraient plus ou moins ; d'autres étaient dénommées différemment au cours du temps ; les regroupements de symptômes variaient. Par exemple, le « groupe des schizophrénies » isolé par Bleuler en 1911 avait fini par devenir « la » schizophrénie. Celle-ci, relativement limitée en France, recouvrait aux USA de nombreux troubles différents : non seulement la démence précoce et l'hébéphrénie, mais aussi la confusion mentale, la psychose hallucinatoire chronique, la bouffée délirante polymorphe, les états maniaco-dépressifs atypiques des auteurs français.

Devant de telles différences, les données épidémiologiques variaient considérablement selon les Écoles. En outre, certains troubles étaient davantage liés à des facteurs sociaux pour certains courants, minimisant par là même les composants intrinsèques de la maladie. Ceci fut à l'origine de profonds changements dans l'approche nosologique. La notion de maladie mentale finit ainsi par être contestée et

---

[22] Pinel avait ainsi isolé quatre grands groupes de maladies mentales : les états d'excitation (« manie ou délire général »), les états de dépression (« mélancolie ou délire exclusif »), les « démences ou abolition de la pensée », et « l'idiotisme, ou oblitération des facultés intellectuelles et affectives ». De nouveaux ensembles furent ensuite progressivement introduits sous forme de syndromes et d'entités, multipliant les possibilités de repérage (paralysie générale, démence précoce, confusion mentale, schizophrénies, psychoses hallucinatoires chroniques, automatisme mental...). On connaît la part très active que prirent à ce développement les Écoles françaises et allemandes de Pinel à Kraepelin, de la fin du XVIIIe siècle au début du XXe siècle.

supplantée par celle de trouble mental de signification plus ouverte, mais aussi plus incertaine.

Afin de gommer ces différences qui handicapaient le développement de cette discipline, un accord général fut tenté à partir d'un changement de référentiel. L'objectif fut alors d'assurer des référentiels communs pour tous, afin de pouvoir se plier aux statistiques et de mieux valider les études épidémiologiques. Il fallait alors reconnaître les troubles à partir de facteurs apparents : symptomatiques, étiopathogéniques, et évolutifs, tout en conservant la trame générale des principales maladies antérieures dominantes. Ainsi furent fondées des classifications nationales et internationales de maladies mentales (infanto-juvéniles et de l'adulte). Elles sont connues sous des sigles différents : CFTM, CFTMA, CFTMEA, CIM, DSM …

Les classifications se référant à des critères, comme le DSM, sont pour leur part fondées non plus sur le principe de maladies mentales, mais sur celui d'items positifs et négatifs rangés selon des axes multiples (syndromes cliniques, troubles de la personnalité et du développement, troubles physiques concomitants, contraintes psychosociales, niveau optimal d'adaptation). Il en existe plusieurs types (nous en sommes au cinquième pour le DSM), mais aucun ne peut s'avérer meilleur qu'un autre[23]. Son principal intérêt est de permettre une meilleure fidélité inter-juges, aux fins d'un meilleur repérage diagnostique. Cependant, le principe même en est contesté, le trouble étant réduit à des items aux

---

[23] D'un point de vue mathématique, rappelons que pour tout ensemble d'éléments à classer dans un ensemble euclidien d'éléments donnés, il existe une métrique qui va les classer selon l'ordre que l'on veut imposer a priori. Il n'y a donc pas de classement meilleur que tous les autres, et qui aurait à voir avec la vérité ; il n'y a que des choix faits dans l'usage des métriques pour obtenir des données jugées plus conformes a priori.

significations parfois variables, et sa structuration restant méconnue.

Quoi qu'il en soit, cette dernière conception est actuellement devenue un système de référence international largement utilisé, malgré les inconvénients qu'il comporte et les énigmes qu'il ne permet toujours pas de résoudre. Ses adeptes reconnaissent d'ailleurs qu'il n'a pas de prétention sémiologique, mais qu'il se veut un instrument de recherche et de repérage destiné à permettre des études communes avec un même référentiel.

b) La notion de processus pathologique

Suivant la loi d'épistémologie générale du plus ample informé, plus on approfondit l'étude des troubles plus on élargit les connaissances qui en résultent. Il s'ensuit que les syndromes et entités servant de référentiels avec leurs diverses formes cliniques sont circonscrits et très nombreux, visant à recouvrir l'ensemble du champ des troubles mentaux existants. Toutefois, leur traduction relativement limitée et figée, ne permet pas toujours de préciser les troubles intermédiaires, leurs mouvances structurelles et leurs éventuelles transformations, ce qui a pour effet d'augmenter considérablement le nombre de troubles observables. Il s'ensuit que ce mode d'approche n'est pas pleinement satisfaisant, et implique un gros effort de reconnaissance pour des résultats relativement limités.

Une autre solution possible est donc de changer la nature du référentiel. On peut ainsi substituer à la notion de maladies mentales formées de syndromes (ensembles de symptômes) et d'entités (ensemble de symptômes liés à une évolution et à une étiologie bien définie), celle de processus fondée sur des propriétés invariantes, même si le trouble ne se réduit pas comme nous l'avons vu à l'ensemble de ses fonctions constituantes. Cette notion permet au moins de traduire le caractère dynamique des troubles avec leurs mouvances, voire leurs passages des uns aux autres. En effet, le regroupement de processus qualitativement différents offre une traduction virtuelle des divers ensembles et sous-ensembles qui concernent à la fois l'ensemble du système psychique, chacun des niveaux d'organisation concernés, et leurs innombrables combinaisons possibles.

Ainsi à partir d'un nombre limité de processus fondamentaux - portant sur la qualité, l'ampleur, l'intensité et l'évolution des processus fonctionnels, sur leur mode de structuration ou de déstructuration de l'ensemble des divers niveaux et de leur spatio-temporalité ou de certains d'entre eux - il est possible de représenter un nombre beaucoup plus élevé de troubles observables. L'économie conceptuelle est appréciable.

Pour situer grosso modo le problème, rappelons que le repérage classique des troubles mentaux implique la connaissance de plus d'une centaine de maladies et de formes cliniques. Un repérage effectué à partir d'une combinatoire de processus intéresse un nombre plus limité de référentiels (qualité des processus, niveaux d'organisation concernés, modes d'intégration, de communications, de régulations, causes possibles…). Cependant, il offre grâce à la combinatoire un nombre beaucoup plus considérable de représentations de situations observables (suivant la formule 2^n-1). Certes, il ne s'agit que de possibilités virtuelles, mais leur nombre est tel que ce principe permet de traduire la quasi totalité des troubles observables, permettant ainsi de reconnaître non seulement les divers troubles réellement rencontrés en clinique, mais aussi leurs mouvances évolutives et leurs transformations éventuelles.

Le recours au concept de processus offre donc des référentiels conceptuels dynamiques en nombre limité, capables néanmoins de traduire une quantité considérable de troubles. Il permet en outre de ne pas se fixer sur leurs seules apparences sensibles, mais de se pencher sur leurs infrastructures, fussent-elles complexes, notamment sur leur signification qualitative.

c) Les flux énergétiques

Le concept de processus apparaît en pratique largement suffisant pour reconnaître assez aisément les divers troubles à étudier. Pourtant, si l'on veut pénétrer davantage dans leur déterminisme et leurs infrastructures fonctionnelles, l'observation reste contrainte par les limites des notions d'ensembles et de sous-ensembles.

Or, il est possible de dépasser ces limites en recourant aux notions de catégories (structures dynamiques formées momentanément) et de liens orientés, simples et complexes qui les constituent. Ceci permet d'affiner la connaissance des troubles, comme nous l'avons montré par l'étude de l'angoisse et de l'anxiété et des divers troubles névrotiques qui en dépendent (44). Toutefois, cela requiert un nouveau principe d'analyse, le référent de processus étant encore trop grossier pour analyser plus en finesse ces infrastructures. En effet, il traduit un courant énergétique assez général qui ne tient pas compte de ses composants dynamiques ni de la formation de ces derniers. Si l'on veut aller plus loin dans la connaissance, il faut donc, là encore, approfondir la nature des phénomènes étudiés.

Dès lors, on peut considérer les flux énergétiques qui les composent. Ceci permet de disposer d'un concept encore plus souple, pouvant répondre à l'orientation des dynamiques qui composent les processus ; c'est aussi permettre de préciser les circuits rétroantéroactifs et de répondre aux analogies qui se présentent éventuellement avec les mécanismes électromagnétiques sous-jacents, comme nous avons essayé de le montrer dans un ouvrage sur « *Les infrastructures du trouble mental* » (44).

Ces divers types d'analyse - intégrés entre eux et relevant de spatio-temporalités différentes - permettent d'aller ainsi de formes très générales et relativement fermées (les maladies) à des formes plus affinées et plus ouvertes les constituant (les processus, les flux énergétiques). Elles permettent ainsi d'assouplir les rigidités premières des repérages initiaux, de traduire par là une plus grande fluidité du fonctionnement psychique, et de proposer des concepts nosographiques en nombre restreint, conformes à l'architectonique psychique définie préalablement.

2- L'orientation suivie

Quelle qu'elle soit, toute nosologie ne saurait être immuable ; elle dépend de la théorie ou d'une approche « a-théorique » (dixit les DSM) à laquelle elle se réfère. Une perspective interdisciplinaire ne peut donc que transformer la nosologie et la nosographie habituelle. Ici, elle traduit des aspects fonctionnels, naturels et spontanés. Elle ne dépend plus des seuls symptômes apparents ; elle relève directement de structures propres à l'architectonique psychique retenue et de la spatio-temporalité induite, c'est-à-dire de son substrat dynamique, des différents niveaux considérés, de leurs intégrations, communications, rétroactions, autorégulations et hétérorégulations, etc. Soulignant l'importance de la théorie, elle ne se contente plus de froides constatations athéoriques ; elle réintroduit au contraire un sens aux symptômes observés en tenant compte de l'infrastructure des troubles.

Et si l'on peut toujours partir des formes classiques ou critériologiques aux fins d'un repérage général avant de pénétrer dans les infrastructures des troubles, il s'avère plus simple de se contenter d'un repérage des grands invariants fonctionnels. Ceux-ci par leurs dysfonctionnements vont contribuer à former les différentes structures perturbées envisagées. Ainsi peut-on prendre pour facteurs directeurs les grands invariants fonctionnels qui interviennent dans la constitution des troubles (excitation, dépression, déstructuration…).

En ce sens, le clinicien peut faire l'économie des anciennes nosographies fondées sur les apparences des troubles, à condition de se référer au fonctionnement reconnu des grands invariants du système. C'est ainsi changer de niveau nosologique et remplacer l'un par l'autre, ou tout au moins compléter le précédent. La construction nosologique devient ainsi non seulement plus cohérente et plus congruente avec les troubles observés, mais aussi plus riche en capacités de repérage de l'éventail élargi des innombrables dysfonctionnements psychiques rencontrés. En effet, elle contient potentiellement non seulement les anciennes constructions syndromiques et les entités, mais aussi leurs mouvances, leurs concaténations, leurs éventuelles transformations, du fait des racines fonctionnelles communes aux différentes formes.

Ainsi est-il possible d'envisager des changements d'orientation nosologique, tout en s'ouvrant aux différentes causes internes et externes qui peuvent intervenir à l'un des niveaux d'organisation différents, à plusieurs d'entre eux, ou à leur ensemble.

a) Prise en compte de l'évolution du trouble

L'évolution d'un trouble n'est pas tracée à l'avance ; elle relève de multiples facteurs différents, aussi bien internes propres au système neuropsychique individuel qu'à l'environnement.

Le trouble peut encore s'aggraver par l'adjonction de nouveaux facteurs pathologiques, et même se transformer. Les exemples sont nombreux.

La différenciation en névroses et psychoses est toujours acceptable en première approximation. Toutefois, un trouble dit névrotique, comme la phobie peut fort bien évoluer selon les circonstances vers une obsession, puis régresser et revenir à son état initial. Une obsession peut aussi évoluer vers une idée délirante, puis régresser à nouveau vers son état préalable. Un état dépressif névrotique anxieux peut encore évoluer vers un état dépressif majeur avec des idées suicidaires. Une forme d'apparence mélancolique peut non seulement céder sa place à un état d'excitation maniaque (et réciproquement), mais aussi prendre une forme déstructurée qui se manifeste sous les traits d'une schizophrénie. Une forme psychotique intermittente peut se manifester sous des formes psychotiques diverses : dissociative, confusionnelle, dépressive suicidaire, hallucinatoire, etc.

Toutes ces modifications témoignent bien de l'instabilité du soubassement de ces troubles, capables cependant d'aller aussi de pair avec des formes stables, posant alors des énigmes persistantes et écartant les paradigmes anciens pour en faire surgir de nouveaux.

Ne pas prendre en compte l'existence de ces modes évolutifs serait maintenir la psychiatrie dans un monde clos plus près des projections de l'observateur que des réalités qu'il se doit de transcrire. Il s'ensuit la nécessité d'ouvrir les structures classiques de référence et de ré-envisager l'orientation générale de leurs paradigmes.

b) La pathogénie des transformations

Devant l'évolution d'un trouble, sa disparition et ses transformations possibles, on peut fort bien incriminer un processus naturel spontané (comme dans les formes cycliques) ou l'effet d'un traitement chimique, physique ou psychique qui permet la régularisation des intégrations et communications du système. L'organisation modifiée par le traitement peut ainsi supprimer apparemment le fonctionnement pathologique.

Toutefois, en d'autres cas, on peut aussi admettre que la pathologie, effacée par le traitement, persiste potentiellement. L'évolution réapparaît normale du fait du traitement qui permet une réorganisation, mais celle-ci ne fait que masquer des circuits pathologiques antérieurs qui subsistent en fait dans les infrastructures. On peut en trouver un exemple avec les hallucinations d'une psychose hallucinatoire chronique qui cèdent relativement facilement sous une chimiothérapie bien conduite, mais qui réapparaissent dès que celle-ci est délaissée. On pourrait en dire tout autant pour nombre d'autres traitements, notamment pour les tensions pathogènes et leurs effets dont on masque les manifestations sans en supprimer les causes.

c) Les causes du trouble

Le trouble mental étant complexe, à l'image du système psychique qui en est atteint, il n'est toujours pas certain qu'une seule cause puisse être retenue. Bien évidemment, celle-ci peut exister. L'ingestion de drogue, d'alcool, une infection, un choc émotionnel, un conflit, un traumatisme... peuvent suffire à déclencher un trouble mental. Cependant, il est d'autre cas où la cause est inapparente, liée à la constitution même du patient comme dans les formes d'excitation ou de dépression cyclique, voire souvent multifactorielle. Ainsi une même cause apparente peut ne pas avoir le même effet pathogène sur deux patients différents ; l'un y résiste, l'autre y succombe, ou même déclenche un trouble différent. Cela dépend de la nature des infrastructures et des forces régulatrices du système.

Finalement, toute étude d'un trouble suppose déjà de le reconnaître pour le distinguer parmi les autres dysfonctionnements psychiques possibles. Et si la reconnaissance du trouble n'est pas suffisamment satisfaisante à partir des formes apparentes circonscrites ou même des regroupements d'items, elle ne demeure pas moins nécessaire. Dès lors, elle a tout intérêt à se faire selon les grands invariants fonctionnels et structuraux qui constituent le soubassement de ce trouble.

C'est non seulement une question de forme apparente, d'évolution, de cause vraisemblable, mais aussi et surtout de mode de structuration et de fonctionnement interne du système psychique. Elle met donc directement en cause le terrain du patient, la nature des troubles, les référentiels retenus, notamment les démarches et les moules de pensée de l'observateur.

3- Modélisations envisagées

De toute façon, la modélisation du trouble doit tenir compte de sa structuration qui s'avère un combiné dynamique d'énergie disponible se manifestant à un ou plusieurs niveaux d'organisation du système et de ses interactions internes et externes avec le milieu. Elle peut se représenter selon une organisation théorique générale ayant fait ses preuves en des disciplines plus exactes.

Ainsi le recours à des moules de pensée logico-mathématiques, voire physiques, permet notamment, comme nous l'avons vu, d'assurer les représentations globales des troubles. Toutefois, plus on veut affiner l'analyse des troubles, plus les modélisations apparaissent complexes. Autant une nosologie fondée sur des processus ensemblistes apparaît relativement aisée, autant une nosologie fondée sur des catégories s'avérant encore acceptable pour les névroses devient complexe pour les psychoses, et même aléatoire si l'on se réfère à l'électromagnétisme.

a) Modélisation ensembliste

Devant l'ensemble complexe que constitue le psychisme humain, une approche ensembliste apparaît appropriée dans la mesure où elle concerne des propriétés invariantes. Dans cette vision ensembliste, on s'appuie ainsi sur des invariants qualitatifs, quantitatifs, et topologiques.

Ainsi peut-on, d'une part, retenir les tensions pathogènes, les processus d'excitation, de dépression, de déstructuration, leur intensité, leur fréquence. D'autre part, il convient aussi de tenir compte des aspects topologiques : organisation spatio-temporelle, niveaux d'organisation touchés rappelant la structuration évolutive du développement neuropsychique, auxquels il faut ajouter les processus d'intégration, de communication, de rétroaction, d'autorégulation, d'hétérorégulation, ainsi que les multiples facteurs étiologiques possibles.

La *spatio-temporalité* varie, comme nous venons de le voir, selon les référentiels extérieurs adoptés, la nature des troubles étudiés, et les niveaux structurels du système qui relativisent l'échelle de référence.

Les *tensions pathogènes* sont des surcroîts d'énergie polarisée par des attracteurs mal contrôlés par les régulateurs locaux et généraux. Il s'ensuit des projections sur des éléments appartenant à d'autres niveaux d'organisations. Des liaisons vont ainsi se faire avec des facteurs somatiques par l'intermédiaire du système neuro-végétatif (angoisse) ou par diffusion (anxiété) sur des facteurs de niveaux plus intégrés. Elles sont à l'origine des troubles dits névrotiques : troubles psychosomatiques, conversions, phobies, obsessions… (Figure 20).

Ces structures pathologiques localisées vont ainsi s'exprimer lors de l'affaiblissement des contrôles supérieurs, soit par des atteintes des processus décisionnels et des mises en action psychiques et motrices (conversions, phobies) soit par incapacité d'échapper aux circuits intellectuels formés (obsessions).

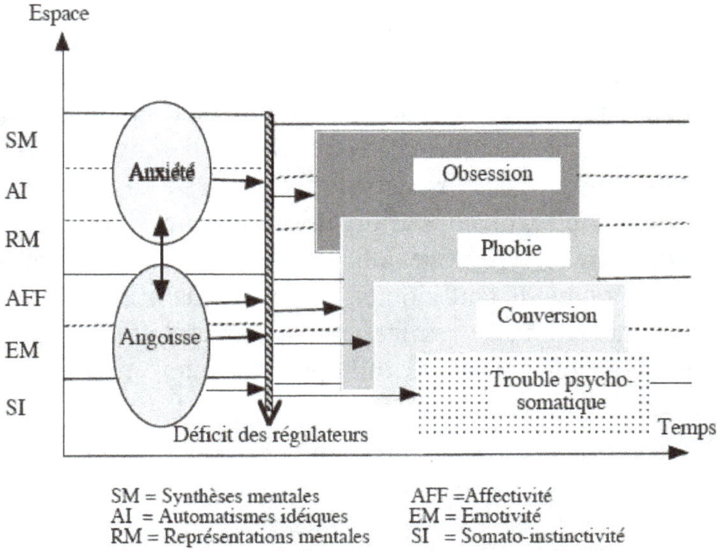

TROUBLES DES AUTOMATISMES PARTIELS

(Névroses)

Figure 20

Les processus d'intégration donnent lieu à des liaisons pathogènes particulières. Celles-ci peuvent porter simplement sur des automatismes plus ou moins complexes (correspondant aux névroses) et/ou sur plusieurs niveaux d'organisations (correspondant alors aux psychoses). Là encore, des représentations pourraient être envisagées à partir d'invariants dominants. Un exemple élémentaire pourrait en être l'énergétique des processus dépressifs traduisant leurs différentes formes globales et partielles (Figure 21). Bien entendu, l'introduction d'autres invariants remanierait ces représentations en les compliquant davantage.

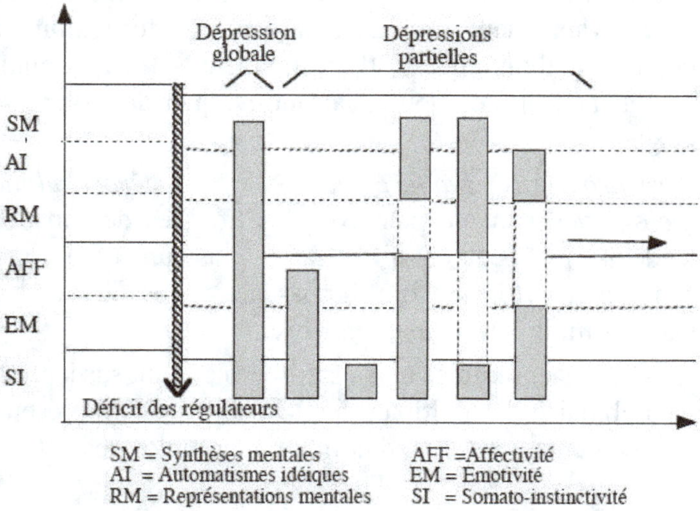

PROCESSUS DÉPRESSIFS

Figure 21

Les processus de communication sont à subdiviser selon les liens envisagés. Les *liens de communication propres au patient* (au niveau d'émergence du trouble ou à un niveau différent) peuvent susciter des troubles en des circonstances particulières. Ils sont à distinguer des *liens de communication avec l'observateur et le milieu* (observateur d'un même milieu culturel ou d'un milieu différent, relativité selon les différents milieux culturels).

Les processus de rétroaction peuvent être perturbés par des blocages survenant à l'occasion d'attractions énergétiques suffisamment puissants pour inhiber les régulateurs, suscitant alors des bifurcations énergétiques, sources de troubles divers. Toutefois, ils peuvent aussi survenir en des sites différents, localisés ou diffus, du réseau complexe formant le système. Il s'ensuit des troubles diffus et variés qui peuvent ne répondre à aucune organisation pathologique spécifique ; ces troubles paraissent alors mouvants et variables, pouvant même préluder à des transformations de structures pathologiques. Ils répondent à des troubles informels aux limites floues, faisant évoquer des formes de passage.

Les processus d'autorégulation et d'hétérorégulation pathologiques vont de pair avec les troubles de fonctions précédents. On peut en différencier plusieurs types intervenant sous forme d'affaiblissement psychique, de déviations multiples, de perversions…

Ces divers ensembles et sous-ensembles sont susceptibles de combinaisons multiples et capables de représenter théoriquement un très grand nombre de troubles possibles.

b) Modélisation catégorique

La modélisation catégorique permet de repousser encore un peu plus les limites de l'analyse fonctionnelle de certains processus pathologiques.

Elle apparaît intéressante pour affiner la connaissance élaborée à partir d'un nombre relativement limité de fonctions pathogènes, comme on peut l'observer dans les névroses. L'ouverture de la méthode systémale aux catégories et à leurs liens simples et complexes avec la prise en compte des flux énergétiques permet alors de centrer l'observation des troubles névrotiques sur des tensions pathogènes. Ces tensions se manifestent à divers niveaux d'organisation ou à leur ensemble, retentissant sur les comportements du patient sans toutefois perturber nécessairement son fonctionnement intellectuel critique.

Ces troubles névrotiques peuvent alors être subdivisés en deux grands sous-ensembles de nature différente. Il y a les troubles fondés le uns sur l'angoisse d'ordre somatique, les autres fondés sur l'anxiété d'ordre psychique, les deux types étant liés à des représentations mentales diverses. Les deux types de troubles peuvent, là encore, se succéder ou s'associer. L'extension de ces tensions aux divers niveaux d'organisation psychique va se manifester par des troubles apparents dépendant des niveaux d'organisation touchés.

Il est cependant difficile de recourir aux représentations fléchées de cette théorie lorsque le trouble est issu d'un grand nombre d'intégrations de facteurs fonctionnels, comme dans les états psychotiques ; elle devient en effet trop complexe du fait des innombrables liens impliqués. Son intérêt reste néanmoins de pouvoir se forger une idée générale de l'extrême complexité du trouble.

De toute façon, les recollements possibles quasi innombrables de toutes ces perturbations dynamiques permettent une reconstitution dynamique virtuelle plus approfondie des troubles, de leurs mouvances et de leurs éventuelles transformations.

L'intérêt général d'une telle modélisation est surtout de pouvoir souligner la plasticité du fonctionnement d'ensemble du système psychique fondé sur des réseaux de flux énergétiques, et de préciser davantage sa complexité, ainsi que les soubassements spécifiques des divers troubles observés.

c) Modélisation électromagnétique

Nous l'évoquerons simplement pour mémoire en rappelant quelques analogies envisagées avec O. Maurice concernant les données s'appuyant sur la théorie des jeux (44, 53) et certains sauts qualitatifs de troubles difficilement explicables.

Par exemple, le simple déplacement d'une charge électrique relativement mineure peut ainsi suffire à faire franchir un seuil tensionnel propre à un type de trouble et à faire basculer le patient d'un état vécu dans un autre très différent. Ainsi en est-il de la catharsis émotionnelle qui évacue les charges tensionnelles, des brusques apparitions et transformations de troubles maniaco-dépressifs, des vécus ambivalents dissociatifs, etc.

Toutefois, les recherches en ce domaine sont encore trop limitées pour prétendre établir une voie d'étude suffisamment pertinente avec des modélisations assurées fondées sur cette théorie.

III- L'APPROCHE NOSOGRAPHIQUE

L'approche nosographique reste certes descriptive, mais découle de ces choix d'orientation nosologique. Elle permet d'envisager une voie plus schématique et quelque peu différente de celles de la psychiatrie classique et de la critériologie, et de pallier dans une certaine mesure à leurs inconvénients respectifs.

1- Essai d'une nosographie ensembliste constructiviste

Rappelons qu'une classification des divers troubles mentaux a pour intérêt de permettre aux différents observateurs de se repérer de la même façon au sein d'une complexité de troubles divers, et de faciliter les communications interpersonnelles aux fins de recherches communes.

Ces classifications ont été multiples au cours de l'histoire ; aucune n'a en soi de valeur absolue ; chacune est provisoire. Elles ont varié au gré des Écoles de pensée et de leurs référentiels, restant notamment tributaires des représentations architectoniques du fonctionnement psychique, des facteurs étiologiques, des modes de pensée utilisés, des modes en cours...

Dans l'approche interdisciplinaire envisagée ici, une fois admise l'hypothèse d'une force organisationnelle unitaire du système psychique (49), il convient d'envisager ses modes de distribution, les fonctions qui les animent, leur éventuelle hiérarchisation, les liens simples et complexes qui réunissent les troubles, les éléments qui les constituent…

Afin de mieux comprendre les effets de cette orientation, nous avons proposé un essai de nosographie ensembliste fondé sur les principaux processus dynamiques pathologiques et sur les différents niveaux d'organisation du système psychique. Pour faciliter leur repérage, nous avons maintenu la terminologie classique des troubles.

Un tel point de vue n'est évidemment pas le seul possible et encore moins le plus rassembleur, étant donné les remaniements conceptuels qu'il suppose. Nous l'évoquons surtout pour montrer comment le recours à une théorie retentit sur la nosologie et la nosographie. Devant les limites propres aux sous-ensembles, on pourrait aussi centrer le repérage des troubles sur les liens qui vont constituer ces ensembles et sous-ensembles, grâce aux notions empruntées à la théorie des catégories. Devant les dynamiques complexes des troubles, on pourrait encore évoquer les activations et régulations ; celles-ci permettraient de détailler davantage les fonctionnalités et la structuration des dysfonctionnements psychiques.

À l'ère des nosographies critériologiques prétendues « a-théoriques », on pourra toujours objecter que se référer à une théorie est un retour en arrière. Ce serait toutefois oublier que les données interdisciplinaires actuellement obtenues ne sont pas nécessairement contraires aux précédentes, même si elles en sont fort différentes. Elles apportent des aspects complémentaires plus affinés, et permettent par là une forme plus puissante de classification. Dès lors, une recherche de nosographie ensembliste ne saurait être négligée.

2- Tableau nosographique ensembliste

En suivant une architectonique ensembliste du système psychique, on peut ainsi repérer assez facilement les différents troubles. Le trouble mental est schématiquement envisagé à partir de ses développements, de sa structuration progressive automatisée, des tensions et activations de son organisation, de ses relations internes et externes avec le milieu.

Dès lors, ou bien le patient apparaît encore adaptable à la vie courante, et ses troubles sont liés à des automatismes encore partiels - ils répondent alors aux anciennes névroses ; ou bien ces troubles dus aux automatismes et aux activations plus complexes s'avèrent un obstacle psychique à la vie courante, empêchant une bonne adaptation au milieu - ils répondent alors aux anciennes psychoses. En fait, cette notion de capacité d'adaptation reste approximative, car il existe aussi des troubles relativement superficiels qui bloquent toute activité sociale, et des troubles plus profonds qui permettent encore une certaine continuité de cette activité.

S'inspirant des modélisations ensemblistes et catégoriques, une modélisation dynamique générale constructiviste peut dès lors être envisagée, simplifiant la reconnaissance des troubles. En effet, elle ne retient que les grandes formations dynamiques et leurs sous-ensembles s'appuyant sur des processus et des liens fonctionnels (Figure 22).

Il est à remarquer que ce tableau se fonde sur des invariants fonctionnels en nombre beaucoup plus réduit que les symptômes et leurs regroupements classiques ; cependant, il permet de traduire un nombre beaucoup plus important de recollements dynamiques possibles, y compris les formes de passage et les formes atypiques.

L'intérêt d'un tel principe nosographique est ainsi de pouvoir envisager, au sein du réseau psychique, des structures fonctionnelles dynamiques qui permettent de recouvrir toutes leurs mouvances et transformations possibles. En outre, son économie conceptuelle va de pair avec une plus grande efficacité - ses représentations s'avérant plus conformes aux réalités pathologiques existantes. Enfin, pour ce type de nosographie, l'aspect dynamique des processus tient compte de la structuration des troubles, de leur évolution, de leur pathogénie, de leurs transformations et de leurs causes qui peuvent être multiples et variées. Pour ces diverses raisons, cette classification s'avère efficace, et suit un plan assez simple.

A- TROUBLES DE DÉVELOPPEMENT DU SYSTÈME PSYCHIQUE - Insuffisance de développement - Retard de maturation - Régression du champ de conscience
B- TROUBLES DES AUTOMATISMES PARTIELS DE PENSÉE (participant aux intégrations, communications, rétroactions, autorégulations et hétérorégulations) - Déperditions énergétiques : dépression simple - Tensions pathogènes isolées ou associées : angoisse et anxiété - Processus somato-psychiques et psychosomatiques : action antérorétroactive des tensions pathogènes - Processus conversifs : liaisons tensions pathogènes-processus régressif du champ de conscience-représentation corporelle - Processus phobiques : liaisons tension pathogène-inhibition des régulateurs de décision et d'action-représentation imageante - Processus obsessionnels : liaisons tension anxieuse-inhibition des contrôles supérieurs des automatismes-représentation idéique
C- TROUBLES DES DYNAMIQUES INTÉGRATIVES D'ENSEMBLE - Processus d'excitation - Processus dépressifs - Processus de déstructuration - Processus partiels : moteurs, instinctifs, émotivo-affectifs, intellectuels
D- STRUCTURES PATHOLOGIQUES COMPLEXES - Processus délirants - Processus hallucinatoires - Troubles des conduites morales et sociales - Processus démentiels
F- LES FACTEURS ÉTIOLOGIQUES
E- LES RECOLLEMENTS CONCEPTUELS - Formes syndromiques, formes de passage, et formes atypiques

TABLEAU SCHÉMATIQUE
D'UNE NOSOGRAPHIE FONCTIONNELLE ENSEMBLISTE

Figure 22

Le tableau proposé ici entend ainsi regrouper en ensembles et sous-ensembles les troubles envisagés à partir de leurs propriétés sous-jacentes mises à jour, qui vont retentir sur la spatio-temporalité vécue du patient. Celle-ci va se manifester dans les états dits psychotiques par une désorientation portant sur ses deux dimensions ou seulement sur l'une d'elles.

Ainsi pour tout trouble étudié, on recherchera :

- les éventuels troubles spatio-temporels ;

- les traits pathologiques du développement fonctionnel d'ensemble du système psychique ;

- les composants automatisés du trouble étudié (constructions névrotiques apparentes issues de liaisons de fonctions automatisées partielles ou complexes), à l'écart des processus fonctionnels invariants sous-jacents ;

- la propriété dominante des processus activateurs et/ou intégratifs sous-jacents (soubassement des constructions liées à des états d'excitation, de dépression, de déstructuration) ;

- les structures pathologiques complexes qui en résultent (processus délirants, hallucinatoires, démentiels…) ;

- les éventuelles causes déclenchantes (génétiques, conflictuelles, traumatiques, toxiques, infectieuses…) ;

- les recollements virtuels de ces diverses fonctions composantes qui permettent d'avoir des représentations dynamiques processuelles souples et mobiles ; celles-ci doivent respecter une cohérence conceptuelle structurelle d'ensemble de la pathologie mentale, ainsi qu'une congruence appréciable obtenue par les invariants extraits de façon assurée à partir des données cliniques.

Il est aussi à noter que cette nosographie pourrait être encore plus puissante, en la complétant par des invariants plus affinés, objets de recherches futures.

Quoi qu'il en soit, il convient de souligner que ce type de nosographie, tel qu'il est, s'appuie sur un nombre relativement limité de concepts. Ceux-ci permettent, grâce à leurs combinaisons, de disposer théoriquement d'un nombre extrêmement élevé de représentations de troubles susceptibles d'exister au sein d'un univers très complexe de réseaux multiples et mouvants intégrés.

3- Principaux troubles retenus

Bien entendu, la démarche clinique n'est pas forcément suivie rigoureusement selon cet ordre établi. Il s'agit simplement d'un modèle d'action constructiviste à visée ensembliste, car il y a évidemment des cas où l'observateur est d'emblée attiré vers une symptomatologie dominante apparente, névrotique ou psychotique, qui conduit à brûler des étapes, quitte à y revenir secondairement si nécessaire.

L'intérêt d'une telle démarche est d'être fonctionnelle et non figée pour un champ quasi illimité de troubles. Grâce à cette proposition, on peut ainsi retrouver la majorité des syndromes, entités, et troubles de fonctions décrits en psychiatrie classique ou reconstitués à partir d'une critériologie se voulant « a-théorique ». À partir d'elle, on peut évoquer schématiquement les composants fonctionnels suivants.

a) Troubles du développement d'ensemble du système psychique

Ils sont répartis en plusieurs sous-ensembles fonctionnels concernant aussi bien les instincts, les affects que l'intelligence et les relations avec le milieu. Ainsi le développement de la personnalité peut-il être altéré de diverses façons centrées sur telle ou telle partie constituante ou sur ses relations internes ou externes.

Les insuffisances du développement intellectuel.

Trois formes d'arriération sont classiquement distinguées. Selon leur importance, elles ont été subdivisées en trois niveaux quantifiés à l'aide de tests, allant de l'arriération la plus légère à la plus profonde : débilité, imbécillité, idiotie. En fait, cette arriération mentale concerne une intelligence globale appréciée par des tests psychométriques qui la quantifient pour aboutir à un quotient intellectuel (QI). Ces tests concernent ainsi surtout l'intelligence verbale et logico-mathématique.

Or, d'une part, l'intelligence n'est pas monolithique et, d'autre part, les capacités de la pensée ne sont pas réductibles au seul langage. Plusieurs types d'intelligence peuvent être ainsi observés comme le soutient, par exemple, H. Gardner[24] (14). Aux deux formes classiquement explorées, il faudrait ainsi ajouter d'autres formes. Certaines d'entre elles pourraient être plus développées que d'autres et rendent bien aléatoire la quantification classique (en débilité, imbécillité, et idiotie) des théories « unificatrices » de l'intelligence.

2- Les retards de maturation.

Il peut s'agir d'immaturation affective et/ou intellectuelle qui est observée dans les actes et comportements de la vie courante. Elle se manifeste souvent par des quêtes affectives et des appels à l'aide. Ces troubles sont souvent associés à des manifestations de type névrotique et/ou psychotique.

---

[24] Ainsi H. Gardner considère l'intelligence comme une capacité à résoudre des problèmes dans un contexte culturel ; elle serait plurielle. Il en distingue ainsi huit formes différentes : intelligence verbale, logico-mathématique, visuo-spatiale, corporelle, musicale, intrapersonnelle (connaissance de soi), interpersonnelle (compréhension d'autrui), naturaliste-écologique (14).

3- Les régressions

Elles surviennent lors d'états pathologiques ou d'événements traumatisants. Elles concernent un retour à des comportements pathologiques antérieurs ou à un fonctionnement d'un niveau sous-jacent, notamment affectif ; elles se traduisent alors par une quête affective passagère, douée d'une force pathogène importante. Elles peuvent ainsi concerner des comportements instinctifs, nutritionnels, décisionnels plus intégrés, des impulsions, des actions inattendues...

b) Troubles de fonctions automatisées partielles

Diverses manifestations pathologiques automatisées peuvent être observées selon les fonctions touchées.

Ces divers troubles sont facilement observés dans les états névrotiques. Ils réalisent schématiquement divers types de structures fonctionnelles pathologiques. Ils peuvent aussi participer aux divers états psychotiques, leur conférant parfois une symptomatologie apparemment névrotique (exemple d'une patiente atteinte de dépression cyclique avec idées de suicide, qui se manifeste au début des rechutes par des crises d'agitation hystériforme).

Parmi les troubles consacrés par la terminologie clinique classique, évoquons les formes les plus fréquemment observées qui sont centrées sur les charges investissant les divers niveaux d'organisation et retentissant par là sur leurs attracteurs et régulateurs.

1- Les déperditions énergétiques

Elles suscitent des troubles de régulation à un ou plusieurs niveaux d'organisation, voire à leur ensemble, réalisant des symptômes de dépression simple ou des dépressions de type névrotique, liés alors à des déficits de régulation.

Ainsi au niveau instinctif cette déperdition retentit sur les fonctions instinctives (diminution de l'appétit, du désir sexuel...), motrices (fatigue, ralentissement moteur, tremblements), émotionnelles (troubles neuro-végétatifs, palpitations, suées, pleurs, colères...), affectives (tristesse, indifférence, dégoût...), intellectuelles (ralentissement idéique, appauvrissement de l'idéation, difficultés d'orientation...).

Ces troubles isolés ou différemment associés s'accompagnent le plus souvent de symptômes névrotiques (angoisse, anxiété, conversions, phobies, obsessions...).

2- Les tensions pathogènes : angoisse et/ou anxiété.

Elles sont liées à des causes multiples : conflit, épuisement, surmenage, traumatisme physique ou psychique, épreuves à venir, échec, dépression...

L'angoisse est une tension qui concerne les niveaux somatique, émotivo-affectif, et qui investit les représentations mentales. Elle s'accompagne souvent d'une douleur provoquée à la palpation profonde du plexus solaire et des plexus iliaques ; douleur qui s'atténue ou disparaît avec elle lors de stimulations répétées sur leur projection cutanée abdominale.

L'anxiété est une tension plus haut située dans l'architectonique psychique, plus diffuse, propre aux niveaux intellectuels (représentations, automatismes idéiques et synthèses mentales) sans douleur à la palpation profonde des plexus.

Chacun de ces troubles peut engendrer l'autre. Les deux peuvent se succéder et s'associer.

Leur action inhibitrice sur les contrôles des différents composants structurels du système psychique provoque des troubles divers.

3- Les troubles somato-instinctifs et psychosomatiques sont liés à ces tensions et à l'atteinte des régulateurs bas situés qui perturbent les différentes pulsions : faim, sexualité, agressivité… ou des troubles systémiques : sensoriels, circulatoires, respiratoires…

4- Les troubles conversifs surviennent lorsque les tensions pathogènes qui investissent les représentations corporelles, n'étant plus contrôlées par les régulateurs psychiques supérieurs, suscitent des processus régressifs du champ de conscience. Cette atteinte des contrôles s'accompagne de troubles moteurs fonctionnels (crises de nerf, convulsions, contractures, paralysies…), sensoriels (anesthésie, cécité, anosmie…), systémiques (circulatoires, respiratoires, urinaires, sexuels…).

5- Les troubles phobiques résultent d'une altération des régulations du sujet face à des représentations imageantes multiples chargées de tension pathogène (objet, être, situations à thème varié) qui suscitent une inhibition des capacités de décision et d'action. Par exemple, c'est l'impossibilité de traverser une rue à la suite d'une émotion (agoraphobie), d'entrer dans un ascenseur, de rester au milieu d'une foule, d'un endroit fermé (claustrophobie), de situations particulières (phobie du froid, des courants d'air, des insectes, etc.). Ces phobies sont extrêmement diversifiées, tributaires d'innombrables représentations possibles, et capables d'extension (une phobie du vide peut se manifester aussi par une phobie de descendre un escalier, de traverser les ponts…). Plus d'une centaine de phobies ont été ainsi décrites (25).

Leur structuration indique les voies à suivre pour les supprimer : réduction de l'angoisse par psychothérapie, chimiothérapie ou déconditionnement ; inhibition et coupure répétées de la tension pathogène et de la représentation qui en est investie par une image rassurante tout en incitant le sujet à affronter sa phobie…

6- Les troubles obsessionnels surviennent sous l'effet de tensions anxieuses lors d'une atteinte des contrôles de représentations idéiques aux thèmes variés, atteinte qui suscite une chute du niveau de conscience. Cette inhibition des contrôles supérieurs concerne les circuits imagés ou idéiques ; elle libère ainsi l'activité des circuits rétroantéroactifs, d'où les répétitions incessantes de représentations mentales, d'idées, de préoccupations diverses, même absurdes, critiquées par le patient lui-même. Il peut s'y associer des conduites de défense sans objet réel et se portant sur des représentations mentales, tels *les rites conjuratoires* (par exemple, lavage de mains indéfiniment répété pour se débarrasser de saletés imaginaires, de microbes, etc.). L'ampleur de la tension anxieuse peut retentir parfois sur les intégrations du système, forçant alors la conviction et le jugement du sujet, confinant ainsi à un état psychotique. L'obsession de la saleté se traduisant par des lavages répétés était d'ailleurs autrefois dénommée « délire du toucher », expression propre à un état psychotique.

c) Troubles des activations et intégrations du système psychique

Ils correspondent aux troubles psychotiques et se répartissent en trois grands types de sous-ensembles fonctionnels : les processus d'excitation, de dépression, et de déstructuration touchant un, plusieurs, ou l'ensemble des niveaux d'organisation psychique.

Ces troubles sont ainsi abordés à partir des différents niveaux d'organisation avant de s'intégrer différemment entre eux. Ils sont ici conformes aux psychoses classiques, retrouvant leur symptomatologie, mais ils sont abordés à partir des processus sous-jacents qui participent à leur constitution.

Ainsi les processus d'excitation et de dépression sont-ils liés à des troubles de régulation d'ensemble de l'architechtonique du système psychique désorganisant cette dernière, alors que les processus de déstructuration répondent à des atteintes des liens entre les éléments constituant chacun des niveaux d'organisation. Ces deux types de troubles des régulations peuvent passer de l'un à l'autre (comme le passage de « dépression » à une « schizophrénie » selon une nosographie classique) ou encore concerner l'intrication des deux.

1- Les processus d'excitation peuvent ainsi se présenter sous des formes mineures (« hypomanies ») ou majeures (« manies »), touchant un ou plusieurs niveaux d'organisation (« manies partielles » de Pinel), voire leur ensemble. Ils répondent à un excès énergétique mal contrôlé par les régulateurs.

Ils se distinguent schématiquement par une agitation, une accélération psychomotrice le plus souvent improductive, une gaieté excessive, une désorganisation du discours qui « saute du coq à l'âne », voire une agressivité. Ils peuvent aussi se manifester par des actes inconsidérés : violences sur autrui, achats excessifs et inutiles, comportements instinctifs inhabituels, etc.

Leur évolution peut être transitoire ou durable, intermittente, cyclique, ou alterner avec des processus dépressifs (l'ancienne « psychose maniaco-dépressive », actuellement « troubles bipolaires »).

2- Les processus dépressifs sont les plus fréquents, formant jadis avec les processus d'excitation les psychoses dites « affectives ». Ils peuvent de même être modérés (dépression simple) ou importants (dépression majeure, ancienne « mélancolie »), liés à des facteurs externes (dépressions réactionnelles) ou internes (dépressions endogènes).

Témoignant d'un épuisement énergétique, ils touchent les niveaux psychomoteurs (ralentissement et difficulté de concentration, sensation de fatigue, d'épuisement...), instinctifs et végétatifs (inappétence, impuissance, insomnie…), émotivo-affectifs (sentiment d'indifférence, tristesse immotivée, douleur morale dans les formes sévères…), intellectuels (idées d'incapacité, de pauvreté injustifiée, idées délirantes de culpabilité et de suicide dans la « mélancolie », suspension du vécu spatial et temporel…).

Là encore, ces processus peuvent survenir à la suite d'événements traumatisants ou sans raison apparente, s'avérer uniques ou intermittents, voire cycliques, alterner ou s'associer avec des états d'excitation (« états mixtes ») et toucher des niveaux d'organisation différents.

3- Les processus de déstructuration concernent non seulement l'intégration des niveaux instinctivo-émotivo-affectifs et intellectuels, mais aussi l'intégration des diverses fonctions de chacun des niveaux. Ils sont dus à la destruction momentanée ou durable des liens fonctionnels entre les éléments constitutifs de chacun des niveaux ou de plusieurs d'entre eux.

Là encore, ils peuvent être isolés, disparates ou associés, prenant des allures motrices : catatonie, catalepsie, passages à l'acte immotivés… ; instinctivo-émotivo-affectives : altération des rapports entre les affects et la raison, inaffectivité ; intellectuelles : atteinte de la spatio-temporalité, idées délirantes mal systématisées, hallucinations, atteinte du langage.

Ils répondent aux classiques « schizophrénies », mais ils peuvent aussi intervenir en d'autres entités et syndromes révélant déjà une désorganisation de l'ensemble architechtonique du système, et connus dans l'École française sous des termes divers :

- la « confusion mentale » avec son trépied symptomatique de désorientation spatio-temporelle, ralentissement idéique, et onirisme ;

- la « bouffée délirante polymorphe » ;

- la « psychose hallucinatoire chronique » ;

- les délires dits « paranoïdes »…

Ces divers états ne sont pas nécessairement figés ; ils peuvent se succéder ou s'associer avec d'autres troubles, pouvant même passer de l'un à l'autre au cours de l'évolution (32) suscitant ainsi des diagnostics différents. Ainsi furent-ils à l'origine de confusions diagnostiques, certains étant même englobés à tort dans « la » schizophrénie, mais dont les infrastructures sont de nature différente, telle la psychose maniaco-dépressive atypique.

Cet état de fait fut un des facteurs à l'origine de la critériologie afin de tenter d'unifier les classifications des diverses Écoles psychiatriques, et aussi du recours à l'extraction d'invariants en interdisciplinarité.

4- Les processus partiels

Comme nous l'avons déjà signalé, ces divers processus pathologiques ne touchent pas toujours nécessairement l'ensemble de l'architectonique du système psychique. Ils peuvent se limiter à certains niveaux d'organisation, touchant plus particulièrement certaines fonctions qui se traduisent différemment selon la nature des troubles considérés.

Les *troubles moteurs* varient ainsi selon la nature des perturbations : agitation dans les formes d'excitation, ralentissement ou suspension dans les formes dépressives ; « flexibilité cireuse » avec suspension de la mise en route motrice et maintien des positions imposées (catalepsie) ; attitude figée, rigidité et opposition à tout essai de mobilisation (catatonie) ; répétitions motrices fixées (stéréotypies) dans les formes de déstructuration. C'est à part que l'on peut signaler la dissolution brusque du tonus musculaire de posture avec chute (cataplexie).

Les *troubles instinctifs* peuvent porter sur différentes fonctions, sur un mode d'inhibition ou d'excitation :

sexualité, faim, défense, agressivité… Telle cette femme mariée habituellement fidèle qui lors d'un état maniaque devint subitement nymphomane.

Les *troubles émotivo-affectifs* sont fort variés selon le type de pathologie : joie et optimisme dans l'excitation ; tristesse, pessimisme, douleur morale dans la dépression ; effacement des sentiments, indifférence, altérations idéo-affectives dans les déstructurations.

Les *troubles intellectuels* concernent l'activité de la pensée et ses jugements qui sont perturbés, ses productions erratiques (itérations, stéréotypies, délires, hallucinations). Dans les processus d'excitation, ce sont : l'activation permanente, la rapidité excessive, l'agitation idéique, les coq-à-l'âne, l'agressivité, des idées délirantes souvent fugaces… Dans les processus de dépression, ce sont : l'apathie, le ralentissement des mouvements de pensée, la difficulté d'enchaînement des idées, les convictions délirantes de culpabilité, de pauvreté, d'indignité… Dans les processus de déstructuration retenons : les pertes de contrôle sur la suite des idées, les itérations verbales et mentales (trouble de l'arrêt de l'acte avec répétitions), les stéréotypies, les ambivalences, les constructions mentales délirantes incohérentes, les hallucinations…

Des *troubles de conduites morales, asociales et antisociales* qui leur sont liés peuvent aussi se présenter apparemment isolément.

d) Structures pathologiques complexes

Elles sont habituellement l'effet des processus d'intégration sous-jacents qui forment des processus délirants, hallucinatoires, et des troubles des conduites sociales.

1- Les processus délirants se manifestent classiquement par une construction psychique déréelle fondée sur une conviction en principe inébranlable.

- *Leur mode de structuration* varie. Il peut être cohérent bien systématisé (« paranoïaque ») ou au contraire incohérent, décousu, mal systématisé (« paranoïde »). Cette cohérence est directement liée à la nature de la personnalité du sujet et surtout à celle de la pathologie, les formes du délire allant de pair avec la structuration du discours. Ainsi une structure psychologique rigide, se surestimant, cherchant à s'imposer et témoignant de jugements faussés, prédisposera à des délires systématisés. Au contraire une personnalité mal structurée incitera à des délires mal systématisés. Par exemple, une dépression se manifestant par un délire ancré sur une douleur morale suscitera une forme cohérente, alors qu'une excitation ou une déstructuration suscitera un aspect délirant incohérent.

- La *conviction délirante* se fonde sur une combinatoire idéo-affective, sur des perturbations de la structuration des processus analogiques sensibles et logiques, perturbations qui aboutissent à une perplexité, une croyance ou une conviction absolue. Cette conviction est souvent liée à des formes d'excitation, de dépression et de déstructuration. Cependant, le mode de structuration varie selon ces divers types. De façon générale, ces délires sont plus cohérents et systématisés dans les formes dépressives, pouvant même aller jusqu'à des idées de suicide avec passage à l'acte en rapport avec la douleur morale, voire à une tuerie familiale « altruiste » pour éviter la souffrance de proches chers au patient. Ils sont plus incohérents dans les formes d'excitation et de déstructuration, du fait même des désorganisations des courants de pensée dans l'excitation et les déstructurations. Bien que spécifiant le délire, la conviction délirante n'est pas toujours fixe ; elle peut subir des variations transitoires en rapport avec les modifications dynamiques des régulateurs, comme nous le verrons.

- Les thèmes délirants sont aussi variés. Ils peuvent concerner les diverses pulsions, préoccupations, ou centres d'intérêt : puissance, agressivité, persécution, faim, propreté, sexualité, mystique, personnages connus, etc..

2- Les processus hallucinatoires sont des projections de productions psychiques et/ou sensorielles erratiques entraînant la conviction du patient dans un espace-temps souvent perturbé.

Cependant, toutes ne sont pas de nature psychotique. La conviction qui les accompagne varie. Certaines hallucinations sont d'ordre neurologique, d'autres de nature névrotique en rapport avec une plasticité psychique liée à des chutes de contrôle de l'imaginaire. D'autres encore existent bien pour le sujet, tout en pouvant être rationnellement critiquées par lui ; elles sont alors dénommées hallucinoses (H. Ey).

Dans les formes psychotiques, l'atteinte de la spatialisation irait surtout de pair avec des hallucinations psychosensorielles, le patient voyant des objets, des animaux, des personnages, des paysages inexistants, entendant des bruits, des sons, des paroles, des insultes, qui n'existent pas, éprouvant des sensations tactiles ou des odeurs sans raison d'être, etc.

L'atteinte de la temporalisation va plutôt de pair avec des hallucinations dites psychiques, le patient ayant le sentiment qu'il est l'objet d'action à distance sur lui, d'une prise de sa pensée, d'une imposition de pensées sur la sienne, etc.

Les deux formes d'hallucinations se rencontrent dans les désorientations spatio-temporelles. Elles peuvent même envahir la pensée de l'individu en se développant progressivement, formant de façon automatisée un état délirant chronique (telle la « psychose hallucinatoire chronique »). Dans toutes ces formes, la conviction est en principe absolue, renvoyant ainsi à une structuration délirante sous-jacente, ce qui explique qu'elles peuvent se rencontrer dans toutes les formes de délire.

3- Les troubles des conduites morales et sociales (34). Des *perturbations addictives, morales et sociales* peuvent exister isolément ou être un effet de ces pathologies. Ainsi peut-on observer des toxicomanies, une abrasion des barrières morales, des conduites asociales ou antisociales, des actes délictueux pouvant même s'avérer dangereux pour autrui et aller jusqu'à des actes meurtriers isolés ou collectifs, telles les tueries dans certaines sectes religieuses ayant défrayé la chronique.

4- Les processus démentiels sont à signaler à part, car ils relèvent davantage de la neurologie, mais se manifestent sur un mode apparemment psychiatrique. Suivant les formes, les causes peuvent être d'ordre vasculaire, involutif, dégénératif…, se traduisant par des symptômes divers selon les zones cérébrales touchées.

Classiquement considérés comme des maladies (démences séniles, dégénératives, « maladie d'Alzheimer »….), ils ne sont en fait que des atteintes psychiques liées à des phénomènes altérant le fonctionnement cellulaire, ou de façon dominante certaines structures et zones cérébrales plus particulières, telle la dégénérescence lobaire fronto-temporale (dite « maladie de Pick »).

De toute façon, ces processus traduisent un affaiblissement profond, global et progressif qui se manifeste par un amoindrissement des fonctions cognitives :

- troubles de mémoire, notamment de fixation dans les formes légères, et sur un mode rétroantéroactif évolutif plus sévère dans les formes plus avancées ;

- troubles de l'attention, du langage ;

- épisodes de confusion mentale avec désorientation spatiale et temporelle ;

- hallucinations ;

- idées délirantes souvent à thème de persécution, le patient ne retrouvant plus ses objets familiers.

Une conséquence directe en est la perturbation des conduites sociales.

Ces processus démentiels sont étroitement liés au fonctionnement des structures neurologiques correspondantes, à des atteintes vasculaires cérébrales, témoignant de l'unité neuropsychique du système encéphalique et mental.

e) Les facteurs pathogènes. Ils viennent enfin compléter les dynamiques préalables constitutives des troubles, pouvant intéresser aussi bien l'individu, le milieu, que leurs rapports réciproques. Ils concernent :

- l'individu : facteurs génétiques, infectieux, organiques, toxiques, traumatiques…

- le milieu : déstabilisation sociale ou économique, catastrophes naturelles, conditions géophysiques, transplantation...

- les liens entre l'individu et le milieu : conflits, isolement, suggestion...

f) Les recollements conceptuels

Ils sont innombrables, variés et mobiles. Ils permettent de représenter d'innombrables formes de troubles mentaux, dont les entités et syndromes classiques, leurs mouvances et leurs transformations, les variations de convictions pathologiques…

1- Le champ des recollements conceptuels possibles

Théoriquement, une nosographie établie sur des combinaisons d'invariants multiples est pratiquement sans limite, chaque invariant nouvellement décelé élevant à une puissance supérieure le nombre de combinaisons possibles.

Le champ des recollements possibles est ainsi particulièrement vaste pouvant être en extension continue, d'autant qu'il peut varier selon les milieux socioculturels.

En fait, la pratique montre que la réalité clinique limite ce champ de recollements conceptuels. Ceci tient au fait que pour un même milieu les grands invariants (excitation, dépression, déstructuration…) demeurent souvent similaires à eux-mêmes, propres à l'architectonique spécifique du genre humain et à des thématiques assez semblables pour une même société.

Cela n'empêche pas que des changements puissent être observés au cours de l'évolution d'une société, faisant apparaître ou disparaître du champ des recollements possibles de pathologies apparemment bien établies dans un espace-temps donné. Ainsi des troubles très démonstratifs comme la grande hystérie au temps de Charcot ont pu se raréfier de nos jours, alors que des troubles nouveaux liés aux conditions sociales ont pu augmenter, telles les addictions aux nouvelles substances toxiques.

2- Variété des recollements conceptuels

Ces divers processus fonctionnels peuvent être virtuellement assemblés ou intégrés sur un mode différent et variable, reconstituant théoriquement d'innombrables formes cliniques, même si certaines d'entre elles apparaissent prédominer par leur fréquence naturelle.

Les différents troubles névrotiques et psychotiques peuvent être ainsi différemment associés. Des formes névrotiques peuvent se transformer en formes psychotiques ou s'avérer concomitantes à celles-ci, se présentant alors comme des formes symptomatiques.

De toute façon, ces recollements permettent de retrouver les maladies, syndromes et entités décrits en psychiatrie classique et en critériologie au travers de leurs regroupements de facteurs dominants.

D'autres éventualités purement théoriques peuvent néanmoins répondre à des formes aux limites floues et changeantes, comme celles que nous venons de rappeler à propos des troubles de régulation.

Par exemple, un même trouble comme le délire, concept spécifique de la pathologie mentale, peut fort bien se présenter sous des formes apparentes et structurelles différentes, toutes répondant à des recollements variés des divers processus énoncés. Il remet même en cause le caractère inébranlable de la conviction délirante, laquelle peut régresser au niveau d'une perplexité délirante. Ainsi peut-on souligner à la fois la réalité des formes pathologiques apparentes décrites par la psychiatrie classique et les atypicités souvent constatées.

3- Effets des changements nosographiques

Bien que l'on puisse envisager les passages d'une nosographie à une autre et éviter des contradictions absolues entre elles, on ne peut manquer de remarquer qu'ils comportent aussi des inconvénients.

Nous avons déjà rappelé que l'inconvénient le plus sérieux en nosographie classique était la diversité des diagnostics posés selon les Écoles, car leurs référentiels n'étaient pas identiques. Pour contourner cet inconvénient, l'École américaine a proposé d'unifier les référentiels à partir d'une attitude « a-théorique » objectivable, visant à ne retenir que les composants des troubles selon des items positifs et négatifs regroupés en plusieurs axes de signification. Ce choix a eu l'avantage d'aboutir à une meilleure fidélité inter-juges intéressante pour la recherche, mais aussi le gros inconvénient de ne pas tenir suffisamment compte des particularités sémiologiques des objets d'étude. Or, cette absence de signification ne peut que biaiser l'étude des troubles étudiés.

Il est facile de s'en rendre compte en prenant acte d'items qui ne s'avèrent pas nécessairement des concepts fondamentaux. Un exemple en est *l'idée délirante*. Elle est décrite dans le DSM III comme « une *croyance* personnelle erronée fondée sur une induction incorrecte concernant la réalité extérieure, fermement soutenue en dépit de l'opinion très généralement partagée et de tout ce qui constitue une preuve incontestable et évidente du contraire » (1). Elle reste ainsi une conception centrale éminemment descriptive du délire, mais elle ne précise ni sa structuration, ni sa mobilité structurelle. Or, en fait, cette idée délirante témoigne d'un processus complexe qui met à la fois en cause des facteurs instinctifs, émotivo-affectifs, intellectuels et environnementaux ; elle peut se renforcer, mais aussi s'affaiblir, voire devenir intermittente, laissant place à des interrogations. Cette mobilité de la conviction pathologique permet d'en souligner les divers aspects.

4- Nécessité d'un renouvellement nosographique

La nosographie ensembliste est un exemple destiné à évoquer la possibilité de nouvelles classifications à venir, sans rejeter pour autant les concepts classiques habituels. Une telle anticipation tient au fait que la nosographie en cours, étant restée centrée sur des formes relativement figées (syndromes et entités), n'épouse pas toujours la fluidité du système psychique, les mouvances et les transformations des troubles.

Sans reprendre tous les éléments constitutifs de la nosographie classique, une illustration typique en est le délire et la conviction délirante. Ce repère nosographique montre bien les limites des critères habituels et l'intérêt d'un recours à des recollements dynamiques de fonctions diverses.

Observation 1- ***Conviction délirante mélancolique***

Dans cette forme bien établie, la conviction délirante est en principe « immuable » et conduit parfois le sujet à se suicider. Or, le délire de culpabilité mélancolique rappelé ici montre bien que cette intention suicidaire, liée à des raisons purement fictives, évoquant notamment des fautes minimes vécues démesurément, n'est pas figée, mais apparaît mobile.

La patiente évoquée prépare soigneusement son projet suicidaire à l'insu de son entourage en achetant de la mort aux rats, des bouteilles d'alcool, et met de côté un surplus de neuroleptiques. Profondément triste, elle n'a plus aucune activité, témoignant d'un déficit profond de ses contrôles. Sa conviction est absolue. Décidée à se supprimer, elle finit d'ailleurs par passer à l'acte et sombre alors dans un coma dont elle ne sortira que par une intervention heureusement très rapide du service d'urgence.

Hospitalisée, elle se remet lentement de sa tentative de suicide, et finit par nous confier un fait intéressant, lors de notre interrogation sur son passage à l'acte. Cette patiente, décidée à se suicider, avait avalé successivement ses divers produits. Ceci lui avait permis de réfléchir à son acte et d'être brusquement saisie d'un doute au cours de son action suicidaire, redoutant un moment cette mort qu'elle avait pourtant recherchée. Finalement, elle avait achevé sa tentative, persuadée que les premiers produits ingérés l'auraient de toute façon gravement meurtrie à jamais et qu'il valait mieux pour elle en finir une fois pour toutes.

Le délire se présente donc ici sous une forme robuste suscitée par une douleur morale profonde. Il est entretenu par des régulateurs bas situés du système psychique qui inhibent l'action des régulateurs plus haut situés ainsi que les moyens de défense et de survie, ce qui est confirmé par le passage à l'acte volontaire.

Pourtant, il a suffi d'un bref instant de résurgence instinctive de survie, suscitant une réactivation de régulateurs haut situés, pour enclencher une ébauche de réorganisation de sa pensée. Celle-ci a suscité un bref débat interne d'ordre rationnel qui l'a conduite malheureusement à abandonner sa réaction salutaire et à se livrer finalement à son intention première.

Ainsi voyons-nous la superposition en cours d'action de plusieurs organisations de pensée et d'une action en quatre phases. La première est le désir et la volonté de se suicider ; la seconde est le passage à l'acte ; la troisième est soudainement critique, s'interrogeant brièvement sur la suspension ou non de cette action ; finalement, la dernière est l'abandon à son intention première de mourir à la suite d'un ultime et bref débat personnel.

Ici, la robustesse de la construction pathologique initiale l'emporte sur la fragile reconstruction effectuée par la résurgence d'un intellect inhibé préalablement par la douleur morale. Autrement dit, la conviction délirante n'est pas ici totalement figée, elle est ébranlée et suspendue momentanément. La capacité énergétique de la troisième phase psychique est critique, stimulée par l'instinct de survie, mais elle n'est pas suffisante pour remplacer une structure de pensée douloureuse qui demeure encore profondément ancrée dans le système psychique de la malade.

Observation 2- ***Conviction délirante dans un processus de déstructuration***

La déstructuration qui se manifeste chez une patiente de vingt ans, spécifie un syndrome schizophrénique, mais n'est pas constante au cours de l'évolution. Elle apparaît variable selon la perspective temporelle adoptée. Si elle semble se confirmer dans le temps, elle présente aussi des pauses, et est même remplacée après ces dernières par des troubles de nature apparemment différente.

C'est le cas déjà plusieurs fois évoqué d'une jeune fille qui, tantôt déclarait avoir une ascendance nobiliaire et une sœur lorsqu'on l'interrogeait sur sa famille, tantôt affirmait le contraire lorsqu'on lui demandait si ses déclarations antérieures étaient justes, et ceci quel que soit l'observateur. Cette mobilité assez caractéristique des convictions se manifestait aussi au cours du temps par des changements de nature pathologique, la patiente sombrant dans des déstructurations à type de bouffée délirante, de dissociation avec hallucinations, de confusion mentale, voire de simple dépression ou de simples manifestations névrotiques, chaque épisode pathologique cédant sous un traitement approprié.

En d'autres termes, la patiente traversait des épisodes psychotiques différents, voire apparemment opposés, et parfois même névrotiques. Ces périodes pathologiques étaient séparées par des rémissions parfois assez longues de plusieurs mois. Tout cela dépendait d'organisations différentes des composants psychiques sous l'effet de facteurs internes et externes, notamment thérapeutiques. Les différentes structures pathologiques disparaissaient apparemment plus ou moins longuement ; en fait, elles étaient remplacées par de nouvelles constructions au bout d'un certain temps de latence, témoignant ainsi de la fragilité et de l'instabilité de l'édifice psychique de la malade.

Ainsi, suivant les périodes, le diagnostic apparaissait différent répondant à divers troubles mentaux. Une vision globale témoignait de recollements différents des processus et des flux pathologiques variés ; ceux-ci relevaient surtout de processus déstructurants et de réorganisations nouvelles qui se surajoutaient les unes aux autres, autrement dit de distributions différentes d'une force organisatrice d'ensemble défaillante.

Observation 3 - ***Conviction délirante dans une psychose hallucinatoire chronique***

Derrière une chronicité apparente, une conviction pathologique fortement structurée peut encore rester parfois sujette à une autocritique, comme si les deux types de convictions paraissent, à certains moments tout au moins, superposés.

Il s'agit ici d'une patiente sujette à un délire de persécution symptomatique d'une psychose hallucinatoire chronique qui dure depuis plus de quinze ans. La conviction délirante apparaît totale. Cette dernière est survenue à la suite de rencontres avec un guérisseur-magnétiseur qui n'a eu aucune peine à convaincre la patiente de son pouvoir fluidique en la soulageant, par ses passes, d'une sacro-coccygodynie post-traumatique. Par la suite, cette femme se rend régulièrement chez lui à la moindre douleur pour subir ces passes qui la soulagent. Ce guérisseur lui fait aussi des « machins sur les ovaires », jusqu'au jour où pour une simple entorse la patiente « se sent prise de force », ce qui lui provoque « une insensibilité complète des parties sexuelles ». La conviction d'être persécutée va dès lors se former et s'étendre progressivement. La patiente ne voulant plus céder au guérisseur, « on lui impose des brûlures vaginales ». Elle va voir un second guérisseur « qui s'adonne à la magie noire » et qui se vante auprès d'elle de « pouvoir l'étrangler à distance ». Il lui aurait même déclaré « qu'il en connaît un ici que l'on paie pour faire du mal ». Elle est alors persuadée qu'il s'agit « du syndic de l'immeuble qui est aussi médecin magnétiseur ». D'autres évènements viennent encore la conforter dans sa conviction (notamment un procès lui est fait pour la renvoyer de l'immeuble, procès qu'elle perd). Le délire s'étend alors.

Tout contrôle disparaît ; les régulateurs sont atteints à divers niveaux. Les persécuteurs se multiplient : le médecin, l'avocat, le guérisseur, la concierge qui est « le bras droit du docteur », les passants qui signalent ses sorties... Le délire s'accompagne d'hallucinations psychosensorielles : visuelles (« on m'envoie des visages contorsionnés »), olfactives (« des puanteurs me sont envoyées »), auditives (« on me parle de Gestapo, d'individus destinés à m'affoler et à m'angoisser pour me faire perdre la raison...). Des hallucinations psychiques s'ajoutent aux précédentes (« des individus traversent les murs et viennent prendre le double de mon corps », « on agit sur mon cerveau, on prend mes pensées, etc. »).

Ce délire fort riche n'empêche pourtant pas la patiente, qui est une excellente musicienne, de continuer à jouer du piano. Sous notre impulsion, pour l'aider à penser à une organisation psychique constructive à l'écart des persécuteurs désignés, elle compose des morceaux et les fait enregistrer. Interrogée sur sa persécution, sa conviction paraît entière témoignant d'une organisation bien établie dans son psychisme, malgré un traitement neuroleptique continu. Cependant, lorsque nous insistons en lui faisant valoir l'existence de ses créations musicales qui sont sans rapport avec ses persécuteurs, elle hésite un moment et finit par nous dire qu'il y a effectivement des moments où le doute s'installe. Elle se demande alors si ses persécuteurs existent bien. Mais, finalement et très rapidement, elle redevient persuadée qu'ils la pourchassent pour lui infliger des sévices corporels et s'emparer de sa pensée.

Ainsi assistons-nous chez cette patiente à des régressions partielles et momentanées de la conviction délirante au stade d'une perplexité délirante, comme si une brève réorganisation psychique s'ébauchait devant une réactivation de sa pensée critique. Tout se passe comme si ses régulations pouvaient effectuer l'ébauche d'une certaine correction intellectuelle, mais demeuraient insuffisantes pour la développer et s'ancrer sur des vécus instinctivo-émotivo-affectifs pathologiques enracinés de longue date.

Quoi qu'il en soit, le délire qui est ici une construction particulièrement robuste, enkystée par l'action des régulateurs de bas niveaux (dans la hiérarchie architectonique du système), s'avère en fait susceptible de mobilité. Ainsi la patiente subit, sous l'effet de stimulations extérieures et d'une réactivation de ses régulateurs de haut niveau (reprise d'une activité créatrice), un ébranlement qui l'incite à ébaucher une critique de sa conviction délirante, même si cette critique s'avère fugace.

Observation 4- ***Conviction délirante d'imagination***

La force d'une conviction pathologique durable peut aussi avoir des retentissements fort variés sur les conduites du patient. Rapportons cette conviction délirante d'imagination chez une femme âgée d'une soixantaine d'années qui reste adaptée à la vie courante.

La patiente vit seule, mais reste tout à fait adaptée à la vie quotidienne, témoignant ainsi d'une persistance des contrôles habituels. Toutefois, elle inquiète sa fille par des propos qui lui paraissent tout à fait extravagants. À la tombée de la nuit, elle déclare ainsi être transportée dans une grotte merveilleuse de la péninsule italienne. Elle y voit une végétation luxuriante, magnifique, puis elle continue son chemin parmi des palmiers, des plantes vertes, des fleurs merveilleuses qui l'enchantent. Elle descend ainsi progressivement au centre de la Terre pour en ressortir à un autre endroit et se retrouve chez elle dans son lit au petit matin. Elle ne sait pas trop comment cela se passe, mais affirme que cette escapade lui est arrivée plusieurs fois. Elle en est convaincue et refuse l'hypothèse que ce puisse être un simple rêve. Malgré les objections qui lui sont faites, elle nous fait part de sa conviction absolue : cette aventure s'est renouvelée à plusieurs reprises et reste pour elle une réalité.

Ici, la conviction délirante fait appel à une reconstruction imaginaire qui s'est développée à l'occasion d'un fléchissement intellectuel probable de la patiente et d'une diminution vraisemblable de sa vigilance à la tombée de la nuit. La conviction est permanente, persistante, malgré la reprise d'activités normales de la pensée en cours de journée, actions qui suscitent pourtant de nouvelles régulations et organisations psychiques vécues.

Il est à remarquer que cette organisation délirante est totalement différente des précédentes dans sa formation et sa structuration. Sa fixité n'a pas les mêmes conséquences sur l'adaptation sociale de la patiente. On peut supposer qu'elle concerne ici davantage le système des représentations langagières infiltrant la pensée. L'organisation délirante apparente demeure et ne s'efface pas malgré la superposition de nouvelles organisations de pensées quotidiennes témoignant par là d'une reprise diurne des régulateurs haut situés dans le système de pensée de la patiente.

Ces diverses observations, qu'il serait facile de multiplier et de diversifier, montrent nettement que des troubles psychiques dénommés par une expression identique, comme celle de « délire » centré sur une « conviction inébranlable », peut traduire en fait des structures pathologiques mobiles très différentes les unes des autres.

La première observation obéit ainsi à une certaine plasticité de la conviction délirante (désir de suicide), plasticité qui peut être traduite à partir de recollements différents de divers flux énergétiques.

La deuxième montre la permanence d'une ambivalence délirante avec des interlocuteurs variés. Elle plaide aussi en faveur d'organisations transitoires de nature différente qui se succèdent et/ou se superposent les unes aux autres - les précédentes pouvant resurgir lors d'une stimulation adéquate plutôt que de leur disparition définitive par effacement.

La troisième est relativement figée, mais n'est pas exempte de régressions vers une perplexité transitoire.

Toutes trois témoignent d'une forte altération des conduites sociales.

Quant à la quatrième observation, bien que la conviction délirante apparaisse stable, elle a un moindre retentissement sur la vie quotidienne, touchant essentiellement le vécu imaginaire qui s'est implanté chez cette patiente dans son vécu de la réalité quotidienne.

De ces différentes manifestations résulte l'intérêt d'étudier en même temps l'aspect descriptif particulier de ces délires et l'aspect global du fonctionnement psychique à partir d'invariants sous-jacents. Le premier leur confère une certaine autonomie (dépistée d'ailleurs par les études classiques) ; le second montre l'existence de propriétés communes, d'une plasticité et de différences structurelles pouvant avoir de forts retentissements à la fois conceptuels, thérapeutiques, et sociaux.

5- Justification d'un renouvellement clinique systémal

Ces exemples montrent bien les limites d'une conception syndromique de la pathologie mentale, et l'intérêt d'une conceptualisation dynamique fondée sur des invariants fonctionnels.

Outre l'économie conceptuelle due à la combinatoire d'un nombre relativement limité de fonctions principales, elle permet aussi de mieux traduire la structuration variable des troubles. La prise en compte des flux psychiques incite ainsi, par leurs différentes combinaisons possibles, à traduire sur un mode systémal quantité de troubles susceptibles de se succéder, de s'intriquer, de se superposer. Ces flux permettent de mieux rendre compte de formes pathologiques traduisant la plasticité psychique, et d'aider à préciser non seulement leurs caractères apparents, mais aussi leur structuration, leurs mouvances, et leurs éventuelles transformations.

L'efficacité de cette démarche vient encore confirmer son intérêt face à des diagnostics trop hâtifs. Un exemple en est une patiente, âgée d'une trentaine d'années, étiquetée « schizophrène ». Son discours est incohérent, délirant « paranoïde », avec hallucinations visuelles, auditives, et quelques itérations verbales. Soumise depuis de longues semaines à un lourd traitement neuroleptique, elle est devenue étrangère à sa situation familiale et sociale. Une analyse systémale par niveaux d'organisation de ses troubles permet alors de déceler de petites variations thymiques, de brefs instants de discours cohérent, qui, joints au début rapide de cet état, nous font évoquer - contre l'avis du spécialiste traitant - un éventuel épisode thymo-intellectuel atypique. Les doses de neuroleptique sont alors abaissées, puis remplacées par un thymorégulateur associé à un antidépresseur à doses modérées, ce qui a pour effet un résultat assez spectaculaire. En deux semaines, les hallucinations disparaissent, la thymie se stabilise, le discours se normalise progressivement, et la patiente peut reprendre une vie familiale normale assez rapidement.

Un autre exemple concerne aussi les conduites thérapeutiques. Une jeune fille en « état catatonique » est maintenue sans succès sous traitement neuroleptique continu. Allongée, immobile, complètement mutique, opposée à toute nourriture et à toute sollicitation familiale, elle prononce soudainement le terme « bac ». Après avoir interrogé sa mère sur les centres d'intérêt de sa fille (elle aimait la musique, notamment), nous tentons une reprise de communication par une réactivation progressive de conduites répondant aux divers niveaux intégrés d'organisations psychiques. Recherchant déjà une réactivité réflexe à des stimuli extérieurs, nous avons la surprise de voir la patiente se mettre à battre la mesure à l'écoute d'une fugue de Bach. La répétition journalière d'une écoute de musique très rythmée, puis plus mélodique, est ensuite suivie par des visites journalières de sa mère ; ceci fait resurgir des émotions et des manifestations affectives nouvelles ; des lectures retenant son attention lui sont ensuite proposées, auxquelles elle s'intéresse. Peu à peu une reprise de sa communication verbale survient. Au bout de deux mois, un comportement quasi normal se dessine. Au bout de six mois, la patiente reprend ses études.

De tels exemples justifient ainsi une approche systémale des troubles mentaux, méthode issue d'autres notions disciplinaires (logiques et mathématiques) qui ont été adaptées à la psychiatrie.

SYNTHÈSE

Une synthèse des principales données évoquées fait émerger une vue d'ensemble des fondements, de la spécificité et des apports d'une approche interdisciplinaire.

Ainsi après avoir longtemps revendiqué l'autonomie de la psychiatrie (16), la clinique ouvre-t-elle son champ d'étude en tenant compte des apports d'autres disciplines (35, 44). Ce changement de perspective générale s'avère capable d'insuffler une dynamique nouvelle à la connaissance en psychiatrie.

Caractères généraux de l'interdisciplinarité

Les ***fondements*** d'une approche interdisciplinaire tiennent au fait que toute discipline reste profondément tributaire d'une force énergétique commune ; celle-ci se transforme au contact de la nature des divers champs étudiés et préside ainsi aux divers facteurs constituant ces disciplines, ce qui permet d'établir entre elles certains ponts fonctionnels.

L'objectif est de désenclaver la connaissance psychiatrique de ses habitudes de pensée acquises tout au long de son histoire, sans pour autant oublier ou infirmer les apports des courants psychiatriques existants. Il s'agit donc d'ouvrir la psychiatrie au sein d'un processus général de connaissance, afin de la renouveler, la développer, l'assurer et l'enrichir. Cependant, cela implique de prendre prioritairement en compte la nature des disciplines concernées.

La psychiatrie s'adresse avant tout au vécu psychique pathologique des patients, ainsi qu'aux relations avec autrui et le milieu. Par suite, elle conduit au domaine fort vaste de tout ce qui constitue la structuration des troubles mentaux, et à des choix sociétaux, institutionnels, méthodologiques, épistémologiques. Dès lors, ceci implique de multiples facteurs intégrés d'ordre physique, biochimique, biophysique, psychique, éthique, sociétal, relationnel, interrelationnel, etc. Par là, la psychiatrie fait appel à des facteurs somatiques, instinctifs, sensibles, émotionnels, affectifs, rationnels, impliquant des orientations esthétiques, éthiques, spirituelles ; elle précise des liens avec le milieu familial, professionnel, social, culturel, voire climatique ; elle recherche des propriétés fonctionnelles intrinsèques au système psychique, etc. C'est dire toute la richesse et la complexité de son champ d'étude.

Il s'ensuit la nécessité d'ordonner les diverses connaissances possibles à leur sujet pour mieux les intégrer, d'où l'intérêt de référentiels méthodologiques suffisamment rigoureux et organisés, et le recours à d'autres disciplines, notamment à des sciences plus exactes. Celles-ci permettent de forger des démarches et des moules de pensée aptes à mieux organiser et traiter les données cliniques ainsi que les rencontres entre le patient, l'observateur, et le milieu, sans pour autant négliger leurs composantes sensibles.

Un tel recours implique la reconnaissance d'apports respectifs et réciproques. L'interdisciplinarité peut ainsi enrichir la psychiatrie, notamment par ses apports logico-mathématiques et techniques rigoureux concernant les composants automatisés. La clinique psychiatrique peut de son côté aussi rendre compte de la richesse sensible de la nature de la pensée humaine, son objectif ne pouvant se limiter à la réduction de la psychiatrie à des sciences « dures » ni à des technologies aux progrès parfois stupéfiants. En effet, la psychiatrie n'a pas pour vocation d'être une science exacte, logique, mathématique, physique, chimique, informatique, ou autre. Elle garde sa spécificité et ses aspects sensibles, mais elle ne saurait pour autant se dispenser d'approches rationnelles de plus en plus affinées. Ainsi convient-il de savoir bien utiliser ces dernières, afin de ne pas verser dans un scientisme de mauvais aloi. D'ailleurs, les disciplines exactes ont souvent suscité, non sans raison, davantage de méfiance que d'enthousiasme chez nombre de cliniciens.

De leur côté, ***les données interdisciplinaires*** requises doivent tenir compte de cette dimension sensible. Toutefois, pour être valides, elles doivent pouvoir répondre aux propriétés spécifiques d'un discours logique, à l'organisation d'une pensée suffisamment rigoureuse, voire à leur informatisation éventuelle, ce qui est naturel à une époque où la société est devenue de plus en plus technique. Une telle orientation nécessite l'acquisition des principales avancées de la pensée humaine en divers domaines. Un effort s'avère donc indispensable pour y parvenir.

Cependant, recourir à cette interdisciplinarité n'oblige pas pour autant le clinicien à recourir à une connaissance approfondie de toutes les disciplines auxquelles il fait appel. Celui-ci doit néanmoins en connaître les principales caractéristiques et se doter, par là même, d'une culture générale suffisamment étendue. En effet, le clinicien ne saurait prétendre aborder l'étude clinique des troubles mentaux sans référentiels suffisamment efficaces. Vouloir préciser ces troubles et les traiter sans recourir à un minimum de connaissances à leur sujet n'aurait pas de sens, risquant alors de verser dans des analogies superficielles et une logomachie sans fondements suffisants.

Ainsi comprise et appliquée, l'interdisciplinarité permet au clinicien d'espérer progresser dans la connaissance des troubles mentaux et la renouveler tout en améliorant les communications avec autrui, facilitant ainsi des recherches communes productives.

L'assise énergétique du système psychique

Cette assise, déjà énoncée, soutient une perspective interdisciplinaire. Il est en effet facile d'admettre que la résolution des problèmes surgissant en toute discipline implique une dépense d'énergie mentale et une force à la mesure des difficultés rencontrées. Cette force psychique peut d'ailleurs prendre chez le patient un caractère pathologique en étant décuplée ou au contraire affaiblie, voire anéantie, comme le montre l'existence de changements énergétiques incontrôlés dans les processus d'excitation et de dépression.

Théoriquement, l'hypothèse d'*une perspective énergétique* transforme la vision d'ensemble du champ d'étude psychiatrique.

D'un point de vue général, cette énergétique permet d'envisager le recours à une interdisciplinarité en rapprochant des disciplines différentes par l'intermédiaire de ponts fonctionnels qui assurent les transitions et transformations de l'énergie au gré des situations existantes. Elle concerne les infrastructures dynamiques des diverses caractéristiques disciplinaires et leurs échanges possibles. Elle s'adresse à la fois à une énergie globale universelle qui intéresse le monde matériel et le monde vivant, ainsi qu'à une énergie personnelle qui anime l'individu et ses diverses productions, cette dernière étant alimentée par celle-là.

D'un point de vue clinique, une conception énergétique conduit ainsi l'observateur à ne plus se contenter d'une attitude descriptive face à un champ relativement stable de syndromes et d'entités ; elle l'incite à opter pour un *champ dynamique ouvert et mouvant de dysfonctionnements psychiques*. Cette modification ne procède pas seulement d'un seul positionnement théorique, mais relève aussi d'une traduction énergétique conforme aux réalités existantes. Par là, le clinicien est conduit à faire appel à des processus, des fonctions, des flux psychiques et énergétiques qui élargissent son champ de connaissance, et qui sont aptes à résoudre des problèmes de mouvances et de transformations difficiles à aborder avec des référentiels unitaires relativement figés que sont les syndromes et les entités.

Cliniquement, si le concept d'énergie est bien défini en physique, il l'est beaucoup moins dans les sciences humaines qui concernent non seulement des phénomènes objectivables, mais aussi et surtout des vécus empreints de sensibilité. De toute façon, l'on ne saurait nier l'existence d'une énergie psychique, même si l'on ne peut encore de nos jours résoudre cette question sur un mode véritablement scientifique, et même s'il apparaît vraisemblable de la rattacher à des productions biologiques.

Un *champ énergétique* intéresse ainsi le psychisme, mais il s'avère incitatif et non déterministe. Il comporte ainsi un potentiel d'informations et d'actions théoriques qui contribue à former, vivifier et organiser les formations structurelles normales et pathologiques de la pensée, ainsi que leurs représentations émergentes sans les fixer pour autant. Il va se modeler en fonction des échanges internes et au contact des champs propres au milieu extérieur répondant aux innombrables situations rencontrées.

Une *force organisationnelle* en jaillit. Propre à chaque individu, elle est capable de se transformer in situ et de fournir des informations essentielles. Elle contribue à organiser notamment l'architectonique psychique, conformément au développement des structures cérébrales et en résonances avec le milieu, formant des niveaux d'organisation différents. Par là, elle constitue des réseaux locaux, ceux-ci s'intégrant en réseaux de plus en plus vastes pour forger et animer la pensée au contact des forces environnantes.

Des *circuits énergétiques antéro-rétroactifs* se forment ainsi et s'intègrent en permanence. Ils s'avèrent aussi en communication avec le milieu pour des raisons aussi bien internes qu'externes. Leurs dysfonctionnements témoignent d'une altération du champ énergétique, d'un trouble de la force incitative organisationnelle du système porteur d'informations, et des communications avec le milieu environnant.

Dès lors, une conception interdisciplinaire s'avère possible devenant l'effet d'une rencontre entre l'énergie personnelle de l'individu et une énergie globale universelle incitatrice dont elle est issue par l'intermédiaire de ponts se faisant à partir d'invariants fonctionnels.

La perspective de l'approche psychiatrique est ainsi modifiée, et réciproquement les données psychiatriques peuvent réagir sur les autres disciplines concernées. Ceci intéresse ainsi non seulement la psychiatrie, mais peut encore s'étendre au « cercle des sciences » (56).

Le renouvellement clinique

Les nouveaux aspects cliniques envisagés sont très nombreux. Afin de les ordonner, on peut les répartir en trois groupes : les conditions d'observation, les outils de pensée, les données générales et particulières avec leurs conséquences, montrant ainsi les multiples facettes qui spécifient l'approche interdisciplinaire en psychiatrie.

Les conditions d'observation

Parmi elles, retenons déjà les conditions générales de milieu et de communication avant d'envisager celles plus particulières liées à l'attitude de l'observateur envers le patient.

L'influence du milieu est bien connue en psychiatrie. Elle apparaît encore plus décisive par les conséquences cliniques du changement apporté aux institutions de soins. En effet, l'ouverture de ces dernières a retenti sur la structuration des troubles en contribuant à ne plus les figer et à les rendre plus mouvants, incitant par là à transformer leurs représentations.

En outre, les progrès technologiques du milieu sociétal, notamment l'éclosion du numérique, ont permis de mieux saisir le rôle des automatismes de pensée, lesquels posent encore d'importantes questions d'ordre ontologique.

La communication apparaît un autre facteur capital pour la connaissance du trouble mental. Dans une perspective interdisciplinaire, elle peut se faire par l'intermédiaire de conduites diverses liées à l'architectonique du système psychique : motrices, sensorielles, émotionnelles, affectives, intellectuelles, et surtout verbales.

Si l'empathie avec le patient est indispensable, comme en toute approche psychiatrique, le rôle accordé au langage y apparaît encore plus fondamental. En effet, la pensée précède originellement le langage, le développe, mais celui-ci sert aussi d'appui au développement de cette pensée, créant ainsi une boucle essentielle de formation et d'extension de l'activité psychique. Cette coactivité aboutit au fait que la pathologie s'exprimant par le langage peut aussi se développer et être réactivée par ce dernier. D'instrument permettant de communiquer la pensée, le langage devient ainsi lui-même facteur d'amplification de celle-ci, au point d'y être souvent assimilé ou substitué, suscitant par là des confusions.

Des divergences peuvent en effet survenir entre la pensée et le langage. Ainsi peuvent se manifester des constructions de pensée insuffisantes ou biaisées par celui-ci. Il en résulte des constructions langagières dénuées de sens réel, voire biaisées sous l'effet de contraintes ou de persuasions extérieures, qui échappent aux contrôles de la pensée pour la déformer ou se substituer à elle. Ces constructions sont alors viciées par un renversement progressif dans la hiérarchie fonctionnelle naturelle des niveaux d'organisation, comme cela est observé dans les perversions qui peuvent se manifester à tous les niveaux. Ce processus est important, car il retentit sur l'architectonique naturelle du système psychique et peut, par son extension, influer aussi sur l'équilibre de son environnement. Il est facile de s'en rendre compte de nos jours où, au nom d'une modernité, la rupture avec une hiérarchie naturelle acquise de longue date fragilise et bouleverse les comportements d'individus fragiles.

Les outils de pensée

Outre le langage précédemment évoqué, certains outils sont plus particulièrement indiqués pour les études interdisciplinaires.

Les démarches retenues doivent être en effet adaptées aux nouvelles situations prises en compte, devant convenir aussi bien à la psychiatrie qu'aux autres disciplines retenues. Certes, les *analogies* constituent ici la voie d'approche initialement dominante. Toutefois, elles demeurent quelque peu aléatoires, dépendantes des démarches sensibles et affectives naturelles. Elles doivent donc être associées à des démarches logiques et à des schèmes organisateurs de la pensée qui les assurent. Aux *logiques classiques*, fondées sur les principes d'identité, de non contradiction, et de tiers exclu, *sont ainsi associées des logiques nouvelles*, telles les logiques du tiers inclus, du flou, et des contraires pour dépister des fonctions cachées ou complexes.

Aux *méthodes habituelles* propres aux divers courants connus en psychiatrie se substituent des méthodes nouvelles. Il en est ainsi de la *méthode systémale* qui se fonde sur des notions logico-mathématiques d'ensembles, complétée par des notions de catégories et d'informatique.

Des hypothèses et des théories très structurées peuvent conforter des référentiels plus assurés. Elles contribuent à développer des données cohérentes et congruentes concernant les phénomènes observés.

Les ouvertures intuitives gardent naturellement toute leur importance. Elles demeurent liées à la force énergétique organisationnelle qui suscite une inhibition des structures enkystées, permettant des éclairages soudains sur l'objet à connaître, d'orienter la connaissance, et de libérer la créativité de l'être.

Le recours au numérique permet encore non seulement d'accélérer l'obtention de données automatisées, mais aussi de faire surgir de nouvelles fonctions et structures analogues grâce aux similitudes qui surgissent entre un système artificiel et un système naturel, comme en témoigne le constructivisme informatique (5, 45).

Les apports cliniques de l'interdisciplinarité vont de la formation d'une architectonique du système psychique (à diverses échelles spatio-temporelles) à l'étude de ses infrastructures sous-jacentes, établissant ainsi une modélisation des troubles, et précisant le sens de leurs composants.

L'architectonique du système psychique peut déjà se prêter à une mise en forme ensembliste. Celle-ci considère le trouble à partir de divers niveaux d'organisation psychique en accord avec le développement ontogénique des structures cérébrales : somato-instinctivité ; émotivité ; affectivité ; intellect, lui-même étant constitué de représentations mentales, d'automatismes idéiques et de synthèses mentales. Cette échelle pragmatique est certes schématique, mais elle permet néanmoins une analyse plus rationnelle des divers troubles mentaux. En effet, ces niveaux retentissent sur la spatio-temporalité, sur l'observation des divers composants psychiques, et même sur les rapports de la pensée et du langage. Ils permettent ainsi de mieux comprendre la nature de leurs relations et des traitements qui peuvent être mieux ciblés, voire s'avérer ago-antagonistes. C'est aussi en se livrant à des abstractions de plus en plus affinées des données observées, que l'on peut déceler des propriétés de plus en plus approfondies des phénomènes étudiés, ce qui répond à la loi du plus ample informé déjà énoncée par G. Bachelard. En outre, le recours aux notions d'ensembles permet d'inscrire l'échelle systémale concernant l'individu au sein d'une intégration de milieux successifs (éducatifs, sociaux, professionnels, culturels, climatiques) constituant ainsi un module systémal d'observation.

La *spatio-temporalité* se traduit alors par diverses échelles qui se forment et se substituent à la conception d'un seul espace-temps global unitaire, du fait de la prise en compte des divers niveaux d'organisation. Les flux qui contribuent à former un espace vécu de distribution énergétique témoignent certes d'une spatio-temporalité générale, mais font aussi intervenir des spatio-temporalités particulières propres à chacun des niveaux considérés.

Les *modifications des représentations* du champ psychiatrique s'ensuivent. Aux formes apparentes des troubles peuvent être ainsi associés des modèles portant sur leurs infrastructures aux propriétés cachées et sur leurs composants de plus en plus affinés. Dès lors, les référentiels ne procèdent plus d'un recours consensuel aux seules manifestations apparentes, mais dépendent de leurs invariants communs extraits par une succession d'analyses comparatives et différentielles.

Une étude *des infrastructures du trouble mental* supplée ainsi aux limites des études effectuées habituellement à partir des apparences des phénomènes pathologiques. Elle se fait par l'extraction d'invariants qui sont le soubassement des apparences symptomatiques et syndromiques, en recourant à des démarches et des moules de pensée logico-mathématiques.

Cette suite d'analyses de données réparties aux divers niveaux fait ainsi surgir les fonctions principales du système psychique composé d'intégrations, de communications, de rétroactions, d'autorégulations et d'hétérorégulations, auxquelles s'intègrent les fonctions mnésiques. Une extension à la théorie des catégories permet encore d'affiner les données préalables en substituant aux données préalables les liens qui unissent leurs composants.

Des *propriétés fonctionnelles* sont encore mises à jour : ce sont des attracteurs, des régulateurs et des bifurcations énergétiques, survenant à tous les niveaux du système psychique. Les bifurcations énergétiques surgissent lorsque les régulateurs n'arrivent plus à compenser l'action des forces d'attraction ; ces bifurcations apparaissent alors directement responsables des processus pathologiques.

Ainsi, la perspective énergétique envisagée précédemment porte le clinicien à concevoir le trouble comme un *édifice de processus intégrés composés de circuits énergétiques* ; ceux-ci forment un réseau de flux qui obéit à des rapports de forces diverses aussi bien internes qu'externes au système observé. Par là, elle permet de mieux comprendre la malléabilité du vécu du patient et ses transformations possibles.

Un sens plus assuré des phénomènes observés peut être ainsi obtenu par une approche du trouble tenant compte des divers niveaux d'organisation du système psychique. Cette approche permet de mieux analyser le trouble dans ses composants et ses intégrations. Ainsi en est-il des principaux syndromes et phénomènes les composant (comme la croyance délirante), et des propres facteurs constitutifs de ces derniers.

En outre, des *questions importantes d'ordre ontogénique* se posent devant les progrès des systèmes de pensée artificielle et les analogies avec les fonctions automatisées du système psychique. Il n'est ainsi pas rare de voir assimiler à tort les systèmes artificiels, issus de l'informatique, et les systèmes vivants. Refuser un tel rapprochement serait ne pas voir les progrès effectués en informatique et en clinique, alors qu'ils ont en commun un certain nombre de propriétés similaires portant notamment sur les automatismes et qu'ils peuvent par là enrichir la connaissance. Vouloir au contraire les identifier serait aussi oublier qu'ils présentent un certain nombre de différences. Ces systèmes sont donc ni contraires ni similaires, mais subcontraires, pouvant devenir complémentaires comme en témoigne la robotique humanoïde. Cette « pensée artificielle » peut ainsi concurrencer la pensée naturelle en s'avérant l'effet de ses projections, lui empruntant ses fonctions automatisées et se révélant beaucoup plus rapide et performante. Toutefois, elle présente aussi des risques, étant notamment susceptible de créer des disruptions et de porter ainsi atteinte à la liberté, à la créativité de l'individu, et à l'éthique, si elle échappe au contrôle de l'utilisateur (49).

Les conséquences

L'économie conceptuelle nosographique que l'interdisciplinarité suscite est déjà à rappeler. En effet, un nombre limité de concepts fonctionnels peut recouvrir une quantité beaucoup plus grande de formes pathologiques possibles du fait de la mouvance des troubles. Il ne s'agit plus ici de repérer des maladies mentales à partir de tableaux cliniques ou de critères unitaires constituant les troubles, mais de les envisager à partir d'un nombre plus limité de processus et d'invariants fonctionnels les constituant. Ceux-ci permettent alors, par leurs combinaisons et leurs intégrations, de représenter d'innombrables formes capables de traduire leurs mouvances et leurs éventuelles transformations. Pour s'en rendre compte, il suffit alors d'avoir en mémoire une représentation théorique générale de l'architectonique psychique avec ses différents niveaux soumis de façon isolée ou associée à des troubles fonctionnels et à leurs effets symptomatiques.

La résolution d'oppositions cliniques apparentes est encore rendue possible par une visée conceptuelle énergétique. En effet, la clinique montre l'existence d'une plasticité psychique qui se traduit par les mouvances et les transformations des troubles. La relative stabilité apparente de formes pathologiques classiques peut ainsi aller de pair avec leur instabilité, le système restant dynamique et en permanente réorganisation. Cette situation peut créer des oppositions, ce qui incite l'observateur à ne plus se centrer sur les seules formes pathologiques apparemment bien circonscrites (29). En associant aux démarches classiques une démarche logique plus souple et plus adaptée comme celle du flou ou celle des contraires, il peut alors mieux accéder au fonctionnement intime du système psychique, suscitant des oppositions.

La validité des données obtenues est aussi plus assurée du fait des outils de connaissance retenus, en particulier des référentiels rigoureux comme les démarches logiques, les modes de pensée mathématique et les technologies contemporaines. Ceci permet de conforter les données, notamment pour leurs composants automatisés, et de ne plus se contenter d'approximations trop larges et trompeuses. Dès lors, la rigueur de cette approche incite à mieux délimiter ce qui relève des automatismes (prêtant aux invariants fonctionnels) et des conduites sensibles et affectives (relevant davantage de confluences analogiques plus aléatoires). Cette nouvelle approche peut ainsi développer une structuration plus cohérente des représentations des divers troubles observés et une meilleure congruence avec les phénomènes étudiés qui se renforce à partir des invariants sous-jacents mis à jour.

Un affinement et une plus grande efficacité des actions thérapeutiques en résultent finalement. En effet, celles-ci peuvent être mieux ciblées, en fonction des perturbations énergétiques constatées aux différents niveaux d'organisation pris en compte, et dans leurs intégrations. De ce fait, ces actions, plus conformes à la constitution et à la nature des troubles, permettent alors de mieux comprendre l'action diversifiée des différents traitements possibles (psychothérapiques, chimiques, physiques, sociologiques…) et leurs effets complémentaires, voire ago-antagonistes.

En outre, une connaissance plus approfondie du trouble offre une vision élargie et plus vraisemblable du pronostic envisagé. Par là, elle permet au clinicien de meilleures prévisions ; elle peut l'inciter à expliquer au patient les éventualités évolutives du trouble et à solliciter sa collaboration éclairée pour son propre traitement, ce qui a pu être entrepris avec succès auprès de nombreux malades.

Cependant, des ***obstacles conceptuels*** d'ordre épistémologique peuvent se dresser devant l'adoption d'une telle perspective, malgré ses divers avantages.

Il y a déjà le fait que l'hyperspécialisation actuelle et les protocoles de soins n'incitent guère à recourir à d'autres disciplines.

L'introduction de sciences « dures » au sein d'une discipline humaine marquée par la sensibilité, les affects et l'imaginaire est aussi un obstacle évident, le vécu ne pouvant être réduit à la somme de ses parties constituantes ni à ses automatismes. Toutefois, cet argument s'estompe dans la mesure où l'interdisciplinarité oblige aussi à distinguer la nature des divers composants de ses objets d'étude, afin de pouvoir s'appliquer à bon escient.

En outre, la formation des cliniciens ne prédispose guère au recours à des théories logiques, mathématiques, informatiques qui ne sont pas toujours aisées à assimiler d'emblée, impliquant des efforts en ce sens. Accéder à de nouvelles méthodes et stratégies nécessaires implique donc un projet d'enseignement nouveau.

Enfin, le passage d'une attitude pragmatique immédiate fondée sur des apparences sensibles à une attitude théorique recherchant des propriétés cachées extraites par de nouvelles démarches constitue en outre un profond changement qui ne va pas immédiatement de soi. S'il n'est donc pas toujours facile au clinicien d'acquérir et d'appliquer des notions relevant de sciences exactes, il lui est encore plus difficile de rompre avec une attitude empirique ancrée depuis fort longtemps, laquelle n'a pu que susciter des habitudes de pensée. Or, celles-ci sont d'autant plus fortes qu'elles se généralisent de nos jours avec les classifications critériologiques, suscitant ainsi des attitudes de repli, voire de défense. Toutefois, leur validité apparente n'est pourtant pas toujours assurée et peut même s'avérer contestable devant les limites et les oppositions internes constatées.

Néanmoins, ces divers obstacles devraient pouvoir s'estomper progressivement laissant le clinicien s'ouvrir à de nouvelles perspectives de recherche et à mieux utiliser les techniques auxquelles il fait appel.

En **conclusion**, les progrès fulgurants du numérique incitent la psychiatrie ainsi à se renouveler en essayant d'accorder la clinique, les sciences exactes et l'informatique, voire aussi d'autres disciplines. Cette approche interdisciplinaire permet ainsi, par la prise en compte des automatismes et des composantes sensibles, de mieux préciser la structuration des troubles mentaux.

La spécificité d'une telle approche est liée à l'existence d'invariants fonctionnels communs aux diverses disciplines, tous relevant d'une même source énergétique organisationnelle. Elle se caractérise encore par de nouveaux moyens d'étude. Elle se justifie enfin par ses nombreux apports cliniques et aussi par la cohérence de ses données et leur congruence avec les fonctions constitutives des objets d'étude. Dès lors, cette perspective peut offrir un vaste horizon de recherches et d'actions originales.

Cette nouvelle approche en psychiatrie s'avère ainsi en ouverture permanente sur d'autres disciplines, impliquant notamment le recours au numérique, mais aussi le maintien des contrôles cliniques étant donné les risques encourus. À cette condition, l'interdisciplinarité s'avère bénéfique, profitable à la recherche, et apte à améliorer la connaissance et la thérapeutique en psychiatrie.

POSTFACE

Une nouvelle voie de connaissance en psychiatrie surgit avec l'interdisciplinarité. Elle consiste à dépasser les frontières entre diverses disciplines, afin de relier ces dernières par des invariants fonctionnels. Ce profond changement est lié à la conjonction de nombreux facteurs : sociologiques, institutionnels, épistémologiques, méthodologiques, cliniques, et technologiques. Il transforme l'image de cette discipline.

Il fut un temps où la psychiatrie affirmait son autonomie, en spécifiant la nature singulière de ses objets d'étude à l'aide de démarches linéaires ; elle évoquait alors des maladies mentales. Un changement de perspective modifie cette situation.

En effet, sous l'influence des conditions plus libérales de soins, de nouveaux modes de pensée et des technologies numériques, cette discipline tente de se recycler dans un espace plus vaste, pluridimensionnel, à l'aide de démarches circulaires formant un vaste réseau. Elle envisage des processus pathologiques et des flux énergétiques qui s'intriquent et confèrent aux troubles une mobilité, voire des transformations, quelque peu délaissées jusqu'alors.

Une interdisciplinarité en psychiatrie fait ainsi appel aux démarches suivantes :

- la prise en compte d'appuis théoriques fondés sur une force énergétique essentielle qui forme le système psychique et se distribue en lui et à travers lui ;

- une perspective de connaissance globale et plus approfondie à l'aide de modélisations portant sur les principales fonctions du système ;

- l'analyse des troubles par niveaux d'organisation psychique et liens catégoriels ;

- l'extraction d'invariants cliniques, notamment automatisés, source d'innombrables données à venir ;

- la recherche des infrastructures dynamiques des troubles mentaux ;

- la mise en évidence, à côté de formes bien structurées, de formes fluentes qui varient en intensité et en extension et qui sont liées aux actions des fonctions régulatrices ;

- les rencontres avec les orientations esthétiques, éthiques, et transcendantes qui viennent les compléter et sceller une unité fonctionnelle du système psychique.

Ces diverses démarches sont le fruit d'une loi générale : celle du plus ample informé, qui les anime et les détermine. Selon cette loi, plus on abstrait, plus on approfondit la connaissance, et réciproquement. Ce cheminement en boucles antérorétroactives s'étend et s'approfondit progressivement. En se multipliant, les circuits se superposent et s'intriquent en différentes directions, constituant un vaste réseau complexe hiérarchisé. Ce dernier permet alors par sa forme et ses fonctionnalités de préciser les effets de cette construction énergétique sous des aspects sensibles, cognitifs, esthétiques et éthiques, quelque peu malmenés, oubliés ou parfois même récusés, qui participent à la conscience. Cette loi, qui existe en l'homme, axe ses connaissances.

La stratégie adoptée permet alors de résoudre les éventuelles oppositions de formations locales apparentes face à la masse d'informations résultant du maillage de liens innombrables formant un vaste réseau fonctionnel. Elle suscite par là une meilleure cohérence des données et une meilleure congruence avec les « réalités » actuelles observées.

Dès lors, les dysfonctionnements constituant le trouble apparent sont envisagés à partir de ce réseau. Toute altération - quelle qu'en soit l'origine - portant sur sa dynamique d'ensemble et sur les boucles le composant, est susceptible de détruire l'harmonicité initiale d'une telle construction et de se manifester par un trouble dû à des bifurcations énergétiques.

Quant à la forme de ce trouble, elle s'avère l'effet de projections des référentiels adoptés face aux multiples dysfonctionnements possibles du réseau constitué ; elle en est la représentation. Celle-ci traduit finalement l'existence profonde d'une force originelle qui diffuse ses effets au système psychique et à son milieu socio-culturel, que ce soit sous une forme mythique ou rationnelle.

Axée dans cet ouvrage sur des sciences exactes et une informatique constructiviste, l'interdisciplinarité intéresse aussi de nombreuses autres disciplines et techniques, relations qui ne sont pas d'emblée toujours évidentes. C'est ainsi un vaste champ d'étude en expansion continue qui s'ouvre en psychiatrie, dont les données apparaissent multiples et bénéfiques pour la connaissance et le traitement des troubles mentaux.

BIBLIOGRAPHIE

1- American Psychiatric Association- *DSM III (Diagnostic and Statistical Manual of Mental Disorders).* 1980. Masson, Paris, 1983.

2- Bachelard G.- *La formation de l'esprit scientifique.* Paris, Librairie philosophique Vrin, 1999 (1ère édition : 1938).

3- Blanché R.- *Structures intellectuelles. Essai sur l'organisation systématique des concepts.* Paris, Vrin, 1966.

4- Cardon A.- *Vers le système de contrôle total : http://www. Automatesintelligents.com/edito/2011/oct/controletotal.pdf-*

5- Cardon A.-*Un modèle constructible de système psychique.* Préface du Dr. P. Marchais. Editeur Automates Intelligents, 25 janvier 2011 http://www.admiroutes.asso.fr/larevue/2011/114/ livrecardon.pdf

6- Cardon A.- *Les systèmes de représentation et l'aptitude langagière*, Éditeur. Automates intelligents, 2013.

7- Cardon A.- L'hypothèse d'une force organisationnelle fondant le vivant. *Automates intelligents.* Revue mensuelle n°157, Juillet 2015.

8- Cohen-Tannoudji G. et Noël E.- *Le réel et ses dimensions.* EDP Sciences. Les Ulis.Cedex A. 2003.

9- Dehaene S. et coll.- Trends Cogn. *Science* 7, 335, 2005.

10- D'Espagnat B.- *Traité de physique et de philosophie.* Fayard, 2002.

11- Ehresmann A. C. et Vanbremeersch J.-P.- *Memory Evolutive Systems. Hierarchy. Emergence. Cognition.* Coll. "Studies in Multidisciplinarity" (Edit. L. A. Mc Namara, A. Stubblefield and M. A. Meyer). Elsevier, Paris, 2007.

12– Eustache F. et coll.- "Neuropsychologie et neuroanatomie fonctionnelle de la mémoire humaine" – Octobre 2014. http://www.inserm.fr/thematiques/neurosciences-sciences-cognitives/neurologie-psychiatrie/dossier-d-information/memoire.

13- Gadamer H.-G.- *La Philosophie herméneutique.* Paris, Beauchesne, 1996.

14- Gardner H- *Les intelligences multiples.* Retz, Paris, 2008.

15- Grize J.-B.- *Logique naturelle et communications*. PUF, Paris, 1996.
16- Guiraud P.- *Psychiatrie générale*. Le François édit. Paris, 1950.
17- Guitart R.- Modélisation qualitative catégoricienne : modèles, signes et formes *in « À la lumière des mathématiques et à l'ombre de la philosophie. Dix ans de séminaire mamuphi »*. IRCAM. Centre Pompidou (sous la direction de M. Andreatta, F. Nicolas, Ch. Alunni). Edit. Delatour France, 2012, 133-147.
18- Houdé O. et Miéville D.- *Pensée logico-mathématique. Nouveaux objets interdisciplinaires*. PUF, Paris, 1993, 181-204.
19- Janet P.- *La Force et la faiblesse psychologique*. Alcan, Paris, 132.
20- Lambert D. et Resözhazy R.- *Comment les pattes viennent au serpent. Essai sur l'étonnante plasticité du vivant*. Nouvelle bibliothèque scientifique. Flammarion, Paris, 2005.
21- La Recherche- Comment le cerveau innove, n° 505, nov. 2015, pp.34-44.
22- Lupasco S.- *Le principe d'antagonisme et la logique de l'énergie. Prolégomènes à une science de la contradiction,* 2e édit., Le Rocher (Coll. L'Esprit et la matière), Paris, 1987.
23- Marchais P.- *Psychopathologie en pratique médicale. Voies d'entrée. Thérapeutique*. Paris, Masson, 1964.
24- Marchais P.- *Les Processus névrotiques*. Paris, L'Expansion scientifique, 1968.
25- Marchais P.- *Glossaire de Psychiatrie*. Paris, Masson, 1970 (Prix Bordin de l'Académie Française).
26- Marchais P.- *Psychiatrie et Méthodologie.* Paris, Masson, 1970 (Prix Ritti de l'Académie de Médecine).
27- Marchais P.- *Introduction à la psychiatrie théorique*. Paris, Masson 1971.
28- Marchais P.- *Psychiatrie de synthèse*. Paris, Masson, 1973.
29- Marchais P.- *Métapsychiatrie.* Paris, Masson, 1974.
30- Marchais P.- *Magie et mythe en psychiatrie*. Paris, Masson, 1977.
31- Marchais P.- *Les Processus psychopathologiques de l'adulte*. Toulouse, Privat, 1981.

32- Marchais P.- *Les Mouvances psychopathologiques. Essai de psychiatrie dynamique.* Toulouse, Erès, 1983.
33- Marchais P.- *Permanence et relativité du trouble mental.* Toulouse, Privat, 1986
34- Marchais P.- *Le Phénomène moral.* Toulouse, Privat, 1989.
35- Marchais P.- *Le Nouvel esprit psychiatrique.* Paris, Édit. Frison-Roche, 1996.
36- Marchais P.- De la psychiatrie à la logique, de la logique à la psychiatrie *in Logique, discours et pensée. Mélanges offerts à J.-B. Grize,* Peter Lang, Bern, Suisse.1997, 409-444.
37- Marchais P.- *Le Processus de connaissance.* Paris, Édit. Frison-Roche, 2000.
38- Marchais P.- *L'Activité psychique.* Paris, L'Harmattan, 2003.
39- Marchais P.- L'angoisse et l'anxiété. Variations conceptuelles. Ouverture à la théorie des catégories. *Ann. Méd. Psychol.* 2004, 162, 3, 196-202.
40- Marchais P.- D'un outil opératoire controversé : le tiers inclus. Opérateur d'intégration. *Ann.Méd.Psychol.* 2005, 163, 58-64.
41- Marchais P.- *La Conscience humaine.* Paris, L'Harmattan, 2007. *Ann.Méd.Psychol.*, Paris, 2006.
42- Marchais P.- *L'Esprit. Essai sur l'unité paradoxale des flux énergétiques de la dynamique psychique.* L'Harmattan, 2009
43- Marchais P.- *Psychiatrie générale. Fondements théoriques, cliniques et interdisciplinaires.* Paris, L'Harmattan, 2011.
44- Marchais P.- *Les infrastructures du trouble mental. Renouvellement des modes de pensée en psychiatrie (avec la participation d'A. Cardon et O. Maurice).* L'Harmattan, Paris, 2015
45- Marchais P. et Cardon A.- *Troubles mentaux et interprétations informatiques.* L'Harmattan. Paris, 2010.
46- Marchais P. et Cardon A.- Du rôle des bifurcations des flux psychiques en pathologie mentale. Étude clinique et informatique. *Ann.Méd.Psychol.* 170, 2012, 19-25.
47- Marchais P. et Cardon A.- Des attracteurs et régulateurs en pathologie mentale. Approche théorique, informatique, et clinique. *Ann.Méd.Psychol.* 171, 4, 2013, 211-219.
48- Marchais P. et Cardon A.- Similitudes et différences des modèles constructivistes cliniques et informatiques en psychiatrie. *Ann.Méd.Psychol.*, Paris, 2016.

49- Marchais P. et Cardon A.- Nouvelle perspective en psychiatrie. De la globalité psychique à la multiplicité des troubles mentaux. *Ann.Méd.Psychol.*, Paris, 2016.
50- Marchais P. et Cardon A. - Les apports et les risques de l'informatique en psychiatrie. *Ann.Méd.Psychol.* 2017 (à paraître).
51- Marchais P. et Grize J.-B.- Le concept de protologique dans les processus de pensée. *Ann.Méd.Psychol.* 2000, 158, 3, 193-208.
52- Marchais P., Grize J.-B., et Cardon A.- Du quantitatif et du qualitatif dans l'observation en psychiatrie. *Ann.Méd.Psychol.,* 164 (1), 41-47, 2006.
53- Maurice O.- *L'introduction d'une théorie des jeux dans des topologies dynamiques.* Thèse, 2013.
54- Nicolas F.- De l'hexagone logique en matière d'œuvre musicale composite. *Cirphles.ens.fr/mamuphi/seminaire-mamuphi-2011-2012/.*
55- Nicolescu B.- Le Tiers-inclus. De la physique quantique à l'ontologie.*http://perso.clubinternet.fr/nicol/ciret/bulletin/b13/b13c11.html.*
56- Piaget J.- *Introduction à l'épistémologie génétique.* PUF. Paris, 1950.
57- Pinel Ph.- *Traité médico-philosophique sur l'aliénation mentale.* 1re édit. : Richard, Caille et Renier, an IX, 1801 ; 2e édit. : J. A. Brosson, Paris, 1809.
58- Porot A.- *Manuel alphabétique de psychiatrie,* 7e éd. PUF. Paris. 1996.
59- Shitao (Trad. française par P. Ryckmans)- *Les propos sur la peinture du moine Citrouille-Amère*. Plon, Paris, 2007.
60- Uzan J.-P.- Dimensions et constantes fondamentales *in Le réel et ses dimensions*. EDP Sciences. Les Ulis. Cedex A. 2003.

TABLE DES FIGURES

TABLE DES MATIÈRES

OUVRAGES DE PIERRE MARCHAIS

Psychopathologie en pratique médicale. Voies d'entrée. Thérapeutique. Paris, Masson, 1964.

Les Processus névrotiques. Paris, L'Expansion scientifique, 1968.

Glossaire de Psychiatrie. Paris, Masson, 1970 (Prix Bordin de l'Académie Française).

Psychiatrie et Méthodologie. Paris, Masson, 1970 (Prix Ritti de l'Académie de Médecine).

Introduction à la psychiatrie théorique. Paris, Masson 1971.

Psychiatrie de synthèse. Paris, Masson, 1973.

Métapsychiatrie. Paris, Masson, 1974.

Magie et mythe en psychiatrie. Paris, Masson, 1977.

Les Processus psychopathologiques de l'adulte. Toulouse, Privat, 1981.

Les Mouvances psychopathologiques. Essai de psychiatrie dynamique. Toulouse, Erès, 1983.

Permanence et relativité du trouble mental. Toulouse, Privat, 1986

Le Phénomène moral. Toulouse, Privat, 1989.

Le Nouvel esprit psychiatrique. Paris, Édit.Frison-Roche, 1996.

Le Processus de connaissance. Paris, Édit. Frison-Roche, 2000.

L'Activité psychique. Paris, L'Harmattan, 2003.

La Conscience humaine. Paris, L'Harmattan, 2007.

L'Esprit. Essai sur l'unité pradoxale des flux énergétiques de la dynamique psychique. L'Harmattan, 2009.

Troubles mentaux et interprétations informatiques (avec A. Cardon). Paris, L'Harmattan, 2010.

Psychiatrie générale. Fondements théoriques, cliniques et interdisciplinaires. Paris, L'Harmattan, 2011.

Les Infrastructures du trouble mental. Renouvellement des modes de pensée en psychiatrie. Paris, L'Harmattan, 2015.

Ouvrages collectifs

Dictionnaire français de Médecine et de Biologie. A. Manuila. Paris, Masson, 1970.

Logique, discours et pensée. Mélanges offerts à Jean-Blaise Grize. P. Lang, Berne, Suisse, 1997.

La lecture du monde. Livre d'hommages à Yves Pélicier. J. Pélicier. Paris, PUF, 1998.

La Psychopathologie et la philosophie de l'esprit au Salon. J. Chazaud. Paris, L'Harmattan, 2001.

Traductions

En italien

Métapsichiatria. Il Pensiero scientifico. Roma. Italia. 1976 (Trad. L. Gentille).

En portugais

Introducao a una methodologia geral em psiquiatria. Édit. Roche, Rio de Janeiro Brazil. 1982. (Trad. Luiza Lahmeyer Leite Ribeiro et Angela-Maria Bastos-Alves).

Modelos operatorios em psicopatologia. Édit. Roche, Rio de Janeiro, Brazil, 1983. (Trad. Angela-Maria Bastos-Alves).

En espagnol

Procesos psicopatologicos del adulto. Pr. Med. Mex. S.A.0, Mexico, 1985 (Trad. Pérez-Rincon).

En japonais

Seishin Katsudo (L'Activité psychique), (Trad. T. Fujimoto). Sozo Syuppan, Tokyo, 2010.

Seishin syogai no kabukouzou (Les Infrastructures du trouble mental), (Trad. T. Fujimoto), Kongo Syuppan, Tokyo, 2017.

Psychologie et psychanalyse aux éditions L'Harmattan

Dernières parutions

HYPNOSE ET FÉMINITÉ
Actes du 8e Congrès de l'Association européenne des praticiens d'hypnose
Sous la direction de Djayabala Varma
Cet ouvrage est consacré à des problèmes essentiellement féminins et à leurs résolutions. Les traumatismes non résolus du passé entretiennent des émotions désagréables ou des comportements inappropriés. Ainsi, des événements traumatiques peuvent causer une dépression ou une anxiété généralisée. La négligence des parents, aussi, ou des abus sexuels intrafamiliaux, peuvent aboutir, entre autres, à un sentiment de vulnérabilité ou à des troubles du comportement. L'hypnose et les techniques de psychologie de l'énergie permettent de traiter efficacement ces problèmes.
(15.50 euros, 138 p.)
ISBN : 978-2-343-11786-7, ISBN EBOOK : 978-2-14-003334-6

DE LA CRÉATION EN ART ET LITTÉRATURE
Morin Michelle - Préface d'Alberto Eiguer
L'auteur s'interroge sur le processus créateur : pourquoi et comment un créateur conçoit-il une œuvre littéraire, picturale ou musicale ? Gounod, Wagner, Cézanne, Van Gogh, Egon Schiele, Camille Claudel, Virginia Woolf : autant d'exemples qui seront analysés avec méthode. La création est une voie royale qui mène à l'inconscient du créateur, véritable lieu de fantasmes. En analysant une pléiade d'auteurs dans des domaines très différents (littérature, peinture, musique, danse), l'auteur illustre les différentes fonctions de la création et montre qu'elle coexiste avec différentes formes de pathologie.
(Coll. Études Psychanalytiques, 28.00 euros, 278 p.)
ISBN : 978-2-343-10723-3, ISBN EBOOK : 978-2-14-003436-7

UNE VOIX S'EST TUE
Parlons – Le déclin d'une civilisation n'est pas une fatalité
Charvet Bernard Christiane
Que sont devenues l'école, la famille et la religion ? Quelle importance prend un discours scientifique et comptable, qui livre l'être humain aux lois du marché ? Les attentats terroristes interrogent sur les failles d'une société incapable de contenir la pulsion de mort caractéristique de la barbarie. Sous l'égide d'un capitalisme sauvage, les liens sociaux se sont distendus et les idéaux se sont érodés. Ces effondrements successifs ont fait le lit d'un intégrisme religieux, offre funeste à

laquelle une jeunesse désorientée n'aura pas de mal à adhérer. Mais l'être humain a de belles ressources, si tant est qu'il veuille les utiliser.
(Coll. Études Psychanalytiques, 22.50 euros, 226 p.)
ISBN : 978-2-343-11315-9, ISBN EBOOK : 978-2-14-003342-1

JE PENSE, DONC JE SOUFFRE
Petit traité de vie consciente
Réale Camille - Préface du Dr. Christophe Massin
Ce formidable outil qu'est la pensée peut se transformer en un instrument d'aliénation, voire de tourment. Sur la base de ce constat, l'auteur, psychologue clinicienne, nous présente un travail sur soi fondé sur la conscience, qui permet de sortir de l'enfer des pensées et des émotions perturbantes qu'elles génèrent. C'est donc à une véritable aventure intérieure libératrice que l'auteur nous convie dans ces pages qui synthétisent sa démarche personnelle de transformation de soi et sa longue expérience professionnelle de l'écoute de l'âme humaine.
(14.00 euros, 124 p.)
ISBN : 978-2-343-11533-7, ISBN EBOOK : 978-2-14-003366-7

CAHIERS OUBLIÉS
Chronique fictive d'une errance psychodysleptique
Marsel Charles
Une expérience est d'ordre psychodysleptique quand ses effets perturbent l'activité mentale consciente, induisent une dimension irrationnelle du jugement, déclenchant une psychose. Est-cela qui affecte le personnage des *Cahiers oubliés* ? L'homme peut-il s'évader du présent ? Entreprendre cette expérience, n'est-ce pas prendre le risque d'être submergé par la folie ? Et le sujet est-il dominé par les contenus irrationnels de sa psyché, ou assistons-nous à une métamorphose psychique ?
(Coll. Santé, sociétés et cultures, 22.50 euros, 220 p.)
ISBN : 978-2-343-11699-0, ISBN EBOOK : 978-2-14-003491-6

PSYCHOLOGIE DE L'INCONSCIENT ET PAGANISME STELLAIRE INDO-EUROPÉEN
Le mythe de la création des Hyperboréens
Marsel Charles
Cet ouvrage met en avant l'essence psychologique complexe du mythe des origines dans sa relation au langage, à la manifestation de la psyché consciente créative, à la mémoire à long terme, inépuisable source de l'information. Il décrit avec minutie la dimension intemporelle inhérente au mythe de création des anciens Scandinaves. La technique analytique mise en place par l'auteur dévoile donc le mystère attaché au testament culturel des Hyperboréens.
(Coll. Psychanalyse et civilisations, 26.00 euros, 262 p.)
ISBN : 978-2-343-10876-6, ISBN EBOOK : 978-2-14-003490-9

L'INTELLIGENCE PRISMATIQUE
Ce que les machines nous envient
Norrito Magali
Ce livre invite le lecteur à découvrir une nouvelle forme d'intelligence : l'intelligence prismatique. Avec un langage simple et une approche pédagogique

affirmée, Magali Norrito nous révèle les secrets du processus mental à travers l'analyse de ses stratégies d'adaptation hors et sous pression.
(30.00 euros, 304 p.)
ISBN : 978-2-343-10979-4, ISBN EBOOK : 978-2-14-003077-2

L'ÉMOTION, SOURCE DE CONNAISSANCE
Avron Ophélia
Préface de Florence Giust-Desprairies et postface de René Kaës
Ophélia Avron propose une théorie des émotions s'articulant à la thèse freudienne de la sexualité infantile fondée plus spécifiquement sur une fonction d'interliaison psychique appelée « émotionnalité participative ». Cet ouvrage porte ainsi sur les dysfonctionnements de l'émotionnalité rythmique et présente les avancées, que rend possibles cette théorie, dans la compréhension et le traitement des dérégulations interpsychiques.
(18.00 euros, 170 p.)
ISBN : 978-2-343-11514-6, ISBN EBOOK : 978-2-14-003093-2

ÉMOTIONS ET APPRENTISSAGES
Pham Quang Long – Préface de Jean-Marie Barbier
Invitation à la lecture de Mireille Cifali - Postface de Pierre Livet
Apprendre de, apprendre par, apprendre dans les émotions : peu de questions présentent un enjeu social et personnel, un enjeu théorique et méthodologique aussi fort pour la recherche et la formation. Loin d'être des états transitoires, les émotions trouvent leur pleine portée dans la mise à jour du rapport qu'elles entretiennent avec l'engagement et la construction du sens dans l'action. À l'occasion d'une immersion en soin mortuaire - méconnu et pourtant essentiel - sont avancées des propositions analysant le rapport entre émotions situées et apprentissages en situation de travail.
(Coll. Action et savoir, 28.00 euros, 280 p.)
ISBN : 978-2-343-11428-6, ISBN EBOOK : 978-2-14-003188-5

DE LA HAINE À L'AMOUR
Les relations humaines dans la vie privée et professionnelle
Cuevas Fernando – Préface d'Eugène Enriquez
Fernando Cuevas s'attache à décrire les différentes relations humaines que nous mettons tous en jeu les uns envers les autres, que ce soit au sein de notre vie privée, ou bien dans le cadre de notre vie professionnelle. Cet ouvrage explore différentes modalités de la relation humaine allant du refus à la fusion avec l'autre.
(Coll. Perspectives organisationnelles, 29.00 euros, 284 p.)
ISBN : 978-2-343-11107-0, ISBN EBOOK : 978-2-14-003095-6

NOURRIR LE COLLECTIF
Sortir de l'individualisation pour sauver le travail
Grasset Yves
Il semble aller de soi que le travail témoigne de la réalisation d'une œuvre commune. Pourtant, aujourd'hui, le collectif se fissure, se morcelle, et ce dans un ensemble toujours plus vaste d'environnements professionnels. L'individualisation dans la mesure des performances, la mise en concurrence entre services, départements ou

équipiers de la même organisation, accélère ce délitement. Cet ouvrage identifie donc les conditions et les conséquences palpables de ce recul des liens, et propose des modes de traitement et de revitalisation de ces liens.
(Coll. Clinique et changement social, 24.50 euros, 230 p.)
ISBN : 978-2-343-11575-7, ISBN EBOOK : 978-2-14-003273-8

MARIE LANGER
Une psychanalyste féministe en Argentine
Sous la direction de Susana Elkin et Martin Reca
Au moment où la barbarie prend des formes planétaires inédites, la figure de celle qui a été pionnière de la psychanalyse en Argentine, Marie Langer (1910-1987), mérite d'être mieux connue du public français. Les valeurs qu'elle a défendues, les combats qu'elle a menés pour la liberté, la prise en compte de l'influence de la société sur l'individu, les droits des femmes ou encore la nécessité du dire, sont toujours d'une criante actualité. La conviction profonde de Marie Langer pourrait se résumer ainsi : la psychanalyse est l'une des meilleures armes de la civilisation contre la barbarie et l'oppression des minorités.
(Coll. Psychanalyse et civilisations, 15.50 euros, 142 p.)
ISBN : 978-2-343-10714-1, ISBN EBOOK : 978-2-14-003133-5

WILHELM REICH OU LE COMPLEXE DE PROMÉTHÉE
Delmas Pierre
Cet ouvrage propose de revisiter tous les grands concepts qui ont fait aussi bien la renommée que le rejet dans les milieux psychanalytiques de Wilhelm Reich. Une place est également accordée à la biographie tant l'oeuvre du savant est indissociable de sa vie. La relecture de son oeuvre avec plus de recul et d'ouverture d'esprit résonne, dans cette période troublée que nous vivons actuellement, comme un avertissement d'une terrible lucidité que son époque n'a pas voulu entendre.
(Coll. Études Psychanalytiques, 35.00 euros, 340 p., Illustré en N&B)
ISBN : 978-2-343-10970-1, ISBN EBOOK : 978-2-14-002852-6

CLINIQUE D'ORIENTATION PSYCHANALYTIQUE
Recherches en éducation et formation
Coordonné par Louis-Marie Bossard
Créée en 2009, la revue électronique *Cliopsy* est reconnue par la communauté des sciences de l'éducation comme une revue de référence. Elle offre deux fois par an un espace de travail aux chercheurs se réclamant de l'approche clinique d'orientation psychanalytique dans le champ de l'éducation et de la formation. Elle témoigne ainsi, année après année, de l'actualité toujours féconde de cette approche. Cet ouvrage reprend donc les articles écrits par les sept fondateurs de la revue, auxquels sont joints quatre articles d'auteurs étrangers.
(Coll. Savoir et formation, série Psychanalyse et Éducation, 26.00 euros, 252 p.)
ISBN : 978-2-343-11463-7, ISBN EBOOK : 978-2-14-003249-3

L'HARMATTAN ITALIA
Via Degli Artisti 15; 10124 Torino
harmattan.italia@gmail.com

L'HARMATTAN HONGRIE
Könyvesbolt ; Kossuth L. u. 14-16
1053 Budapest

L'HARMATTAN KINSHASA
185, avenue Nyangwe
Commune de Lingwala
Kinshasa, R.D. Congo
(00243) 998697603 ou (00243) 999229662

L'HARMATTAN CONGO
67, av. E. P. Lumumba
Bât. – Congo Pharmacie (Bib. Nat.)
BP2874 Brazzaville
harmattan.congo@yahoo.fr

L'HARMATTAN GUINÉE
Almamya Rue KA 028, en face
du restaurant Le Cèdre
OKB agency BP 3470 Conakry
(00224) 657 20 85 08 / 664 28 91 96
harmattanguinee@yahoo.fr

L'HARMATTAN MALI
Rue 73, Porte 536, Niamakoro,
Cité Unicef, Bamako
Tél. 00 (223) 20205724 / +(223) 76378082
poudiougopaul@yahoo.fr
pp.harmattan@gmail.com

L'HARMATTAN CAMEROUN
TSINGA/FECAFOOT
BP 11486 Yaoundé
699198028/675441949
harmattancam@yahoo.com

L'HARMATTAN CÔTE D'IVOIRE
Résidence Karl / cité des arts
Abidjan-Cocody 03 BP 1588 Abidjan 03
(00225) 05 77 87 31
etien_nda@yahoo.fr

L'HARMATTAN BURKINA
Penou Achille Some
Ouagadougou
(+226) 70 26 88 27

L'HARMATTAN SÉNÉGAL
10 VDN en face Mermoz, après le pont de Fann
BP 45034 Dakar Fann
33 825 98 58 / 33 860 9858
senharmattan@gmail.com / senlibraire@gmail.com
www.harmattansenegal.com

www.ingramcontent.com/pod-product-compliance
Lightning Source LLC
LaVergne TN
LVHW011024061026
849535LV00006B/2046
* 9 7 8 2 3 4 3 1 2 2 3 5 9 *